Ziele und Wege
der
psychiatrischen Forschung

Von

Prof. Emil Kraepelin

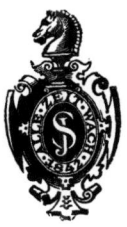

Springer-Verlag Berlin Heidelberg GmbH 1918

Alle Rechte, insbesondere das der
Übersetzung in fremde Sprachen, vorbehalten

ISBN 978-3-662-31741-9   ISBN 978-3-662-32567-4 (eBook)
DOI 10.1007/978-3-662-32567-4

Sonderdruck aus der Zeitschrift
für die gesamte Neurologie und Psychiatrie, Orig.-Band 42, Heft 3/5

Die Entstehungsgeschichte der Deutschen Forschungsanstalt für Psychiatrie zeigt uns die überraschende Tatsache, daß ein großes, Millionen erforderndes, zunächst rein wissenschaftlichen Zielen dienendes Unternehmen inmitten der Stürme des Weltkrieges binnen kaum mehr als Jahresfrist ins Leben gerufen werden konnte. Es ist wahr, daß die Vorarbeiten schon in die Zeit vor dem Kriege zurückreichen, aber der Plan mußte doch den großen Aufgaben des Tages weichen, bis am 6. Januar 1916 mit der Stiftung der ersten halben Million die Möglichkeit seiner Verwirklichung plötzlich in greifbare Nähe trat. Ein halbes Jahr später stand die Zukunft der neuen Anstalt auf festen Füßen, und am 13. Februar 1917 konnte Seine Majestät König Ludwig die Stiftungsurkunde erlassen, die sie tatsächlich ins Leben rief. Am 10. Juni des gleichen Jahres fand die erste öffentliche Sitzung statt, in der die Stellung der Forschungsanstalt im Entwicklungsgange unserer Wissenschaft klargelegt werden konnte, und im April dieses Jahres haben bereits 5 der zunächst vorgesehenen 7 Abteilungen unter der Leitung hervorragender Fachgelehrter ihre Arbeiten aufgenommen; die übrigen werden folgen, sobald die Zeitverhältnisse eine befriedigende Lösung der Personenfragen gestatten.

Der große Erfolg, der sich in diesen Tatsachen ausdrückt, ist ganz in der Stille erreicht worden. Die Öffentlichkeit hat von der sich vollziehenden Entwicklung nichts erfahren; die Mitwirkung der Presse ist nicht in Anspruch genommen worden; eine eigentliche Werbearbeit hat nicht stattgefunden. Man könnte nicht ohne Berechtigung sagen: Was sich hier abgespielt hat, kam gewissermaßen von selbst; es genügte der zielbewußte Wille einiger weniger Personen, um die erforderlichen Mittel herbeizuschaffen, die Wege zu ebnen, die entgegenstehenden Schwierigkeiten zu beseitigen und den Bau aufzurichten. Selbstverständlich hätten wir ohne jene tatkräftigen und opferbereiten Persönlichkeiten unser Ziel nicht erreichen können. Aber es mußte auch noch eine andere Bedingung gegeben sein, um die rasche, fast mühelose Vollendung des großen Werkes zu ermöglichen: Die Zeit mußte für den Gedanken, der hier verwirklicht wurde, **reif sein**; die Errichtung einer Forschungsanstalt für Psychiatrie mußte zu einer einleuchtenden und selbstverständlichen Forderung des Tages geworden sein.

Wir werden nicht daran zweifeln können, daß diese Voraussetzung zutrifft. Mit bedrückender Wucht hat sich allen Körperschaften, die das Gebiet des Irrenwesens zu bearbeiten haben, die Erkenntnis aufgedrängt, daß hier eine ungeheure, hoffnungslose Last entsteht, die immer wachsende Anforderungen an die wirtschaftliche Leistungsfähigkeit unseres Volkes stellt. Beredten Ausdruck hat diese Erfahrung in der bekannten Eingabe der Preußischen Provinzen vom 25. September 1912 gefunden, in der die Gründung einer Forschungsanstalt für Psychiatrie angeregt wurde. Auch der einzelne hat in seiner Familie wie in seiner weiteren Umgebung ungezählte Male Gelegenheit gehabt, das schwere Leid zu empfinden, das geistige Erkrankung hervorzubringen vermag. Ganz besonders eindringlich hat uns aber die Not des Weltkrieges die überragende Wichtigkeit vor Augen geführt, die neben der körperlichen Tüchtigkeit der seelischen Gesundheit für die Leistungsfähigkeit und Widerstandskraft eines Volkes zukommt. Unter diesem Gesichtspunkte konnte kaum ein Augenblick geeigneter sein, uns die Notwendigkeit des Kampfes gegen die Geistesstörungen vor Augen zu führen, als die Zeit, in der unser ganzes Dasein von unserem Wissen und Können, von unserer Anpassungsfähigkeit und unserer Selbstzucht, von unserer Entschlußkraft und von der Zähigkeit unseres Willens abhängt.

Indessen auch die klarste Einsicht in die schweren Gefahren, die der Zukunft unseres Volkes von den geistigen Erkrankungen drohen, vermöchte ebensowenig wie der feste Wille, ihnen zu begegnen, den rechten Weg zu ihrer Bekämpfung zu finden, **wenn nicht auch unsere Wissenschaft selbst reif dazu wäre**, diese Aufgabe mit Aussicht auf Erfolg in Angriff zu nehmen. Noch vor wenigen Jahrzehnten wäre ein solches Beginnen völlig hoffnungslos erschienen, und auch die reichsten Mittel hätten es unserer Wissenschaft zunächst nicht ermöglicht, in der erstrebten Richtung auch nur einen Schritt vorwärts zu tun. Erst seit verhältnismäßig kurzer Zeit ist der Punkt erreicht worden, von dem aus entscheidende Fortschritte in der Erkenntnis der Ursachen und des Wesens der Geistesstörungen überhaupt möglich sind. Heute sind uns eine ganze Reihe von Angriffslinien gegeben, die uns in die Bearbeitung dieser Fragen hineinführen, und wir besitzen auch Werkzeuge, die uns den Beginn der Arbeit gestatten. Nach einem Jahrhundert mühevollen Ringens sind wir so weit gelangt, daß wir aussichtsreiche Arbeitspläne aufstellen können, wenn den rechten Männern Hilfsmittel und Freiheit gewährt werden, so daß sie ihre volle Kraft der Lösung der schweren Aufgabe widmen können.

Die Voraussetzung, von der das Einsetzen einer tiefer dringenden wissenschaftlichen Forschung auf unserem Gebiete abhängt, ist die Erkenntnis und zuverlässige Umgrenzung von wirklichen **Krankheitsvorgängen**. Was sich der Beobachtung des Irrenarztes darbietet, ist zunächst ein Gewirr von bald einförmigen, bald wechselnden Bildern, die sich aus den verschiedensten Einzelzügen zusammensetzen. Der Versuch, diese Mannigfaltigkeit der Erscheinungsformen zu ordnen, hat, ganz ähnlich wie auf anderen Gebieten der Heilkunde, mit unentrinnbarer Notwendigkeit dazu geführt, die gegebenen Krankheitsfälle **nach ihren auffallendsten äußeren Kennzeichen** zu gruppieren. So knüpften bis in unsere Tage fast alle Einteilungen der Seelenstörungen an die Tatsache an, daß manche Kranke trauriger, andere heiterer Stimmung, manche still und in sich gekehrt, andere laut, unruhig, gewalttätig sind, daß sich hier ein völliges Versagen aller geistigen Leistungen, dort eine Beschränkung der krankhaften Vorstellungen auf einzelne, umschriebene Gebiete erkennen läßt usf. Daneben wurde höchstens noch zwischen angeborenen und erworbenen Schwächezuständen unterschieden, als erster schüchterner Anlauf dazu, auch die Entstehungsgeschichte des Irreseins zur Abgrenzung der Krankheitsbilder heranzuziehen.

Unzählig und unübersehbar sind die Versuche, nach diesen Gesichtspunkten die gegebenen Beobachtungen zu ordnen und damit einheitliche Krankheitsformen zu gewinnen. Immer wieder zeigte es sich jedoch, daß die Mannigfaltigkeit der Erscheinungen der Einzwängung in derart umschriebene Gruppen spottete, daß die gemischten und unbestimmten Formen bei weitem die einfachen, künstlich herausgeschälten Urbilder überwucherten, und daß bei genauerem Zusehen die Fälle selten waren, die sich eindeutig und widerspruchslos in dieser oder jener Abteilung des Systems unterbringen ließen. Selbstverständlich blieb die Fruchtlosigkeit aller dieser, immer von neuem einsetzenden Bemühungen den Forschern nicht verborgen. Vor allem drängte sich ihnen schon früh die Tatsache auf, daß heitere und traurige Verstimmung nicht als Kennzeichen verschiedener Krankheitsformen betrachtet werden dürfen, da sie bei dem gleichen Kranken unvermittelt miteinander wechseln können. Diese Erfahrung bildete den Ausgangspunkt für die namentlich von französischen Irrenärzten durchgeführte Zerlegung der mit starken Stimmungsschwankungen einhergehenden Krankheitsbilder in eine Reihe von Verlaufsformen je nach der Aufeinanderfolge der heiteren, traurigen und der gesunden Zeiten.

Eine weitere Bresche wurde in die Auffassung der Geistesstörungen rein nach dem Bilde der seelischen Abweichungen durch die in den zwanziger Jahren des vorigen Jahrhunderts erfolgte Auffindung einer Krankheitsform gelegt, die durch ihren Leichenbefund, die chronische Entzündung des Hirngewebes und der Hirnhäute, gekennzeichnet war. Den Kern dieses zuerst in Frankreich abgegrenzten Leidens bildet die fortschreitende Hirnlähmung der Irren, die Paralyse, von der wir heute wissen, daß sie eine echte Krankheit ist. Hier, wo man durch die Untersuchung des Gehirns nach dem Tode, wenn auch zunächst nur unvollkommen, die Zugehörigkeit eines gegebenen Falles zu einem bestimmten Krankheitsvorgange feststellen konnte, zeigte sich deutlich, daß die Erscheinungen während des Lebens durchaus nicht einheitliche waren, sondern eine Reihe ganz verschiedener Bilder darbieten konnten. Merkwürdigerweise blieb dieser einleuchtende Beweis dafür, daß der Schluß von Krankheitsbildern auf Krankheitsvorgänge trügerisch ist, lange Zeit ohne wesentlichen Einfluß auf die klinische Forschung. Der Eindruck der augenfälligen seelischen Abweichungen selbst war zu überwältigend, als daß die Beobachter sich ihm hätten entziehen können.

Ein aussichtsreicher Keim zum Fortschritte lag ferner in der 1838 von Guislain aufgestellten Lehre, daß die verschiedenen Formen des Irreseins gewissermaßen als Heilbestrebungen des erkrankten Gehirns gegenüber dem sich allmählich ausbreitenden Leiden anzusehen seien. Dadurch wurden die Krankheitsbilder Abschnitte eines fortschreitenden Vorganges, deren Einzelheiten ihre besondere Gestaltung noch durch die persönliche Veranlagung erhielten. Wenn sich auch diese später von Zeller und Griesinger übernommene Lehre nicht als richtig erwies, so enthielt sie doch den zutreffenden Gedanken, daß einem Krankheitsvorgange eine bestimmte Art des Verlaufes entspricht, der eine Anzahl von wechselnden klinischen Bildern aufweisen kann.

Die entscheidende Wendung in unseren Anschauungen führte dann Kahlbaum herbei, der nicht nur auf das schärfste zwischen den mannigfach wechselnden, unsere unmittelbare Beobachtung fesselnden Zustandsbildern und den ihnen zugrunde liegenden, gesetzmäßig ablaufenden Krankheitsvorgängen betonte, sondern auch 1874 an dem Beispiele der Katatonie zeigte, wie verschiedenartig der Anblick eines und desselben Kranken im Verlaufe seines Leidens sein kann. Dabei ergab sich zugleich, daß es trotz aller Mannigfaltigkeit der wechselnden Zustände doch einer verfeinerten Beobachtung möglich ist, durch den ganzen Verlauf hindurch gewisse einheitliche Grundzüge zu verfolgen, die es uns gestatten, den inneren Zusammenhang der einzelnen Abschnitte aufzudecken. Dadurch wurde das wichtige Ergebnis erreicht, daß es gelang, aus einem gegebenen Zustandsbilde bestimmte Schlüsse auf die voraufgegangenen und die mutmaßlich folgenden Abschnitte des Leidens zu ziehen, das einzige sichere Merkmal dafür, daß ein wirklicher Krankheitsvorgang aufgedeckt wurde. Ganz das gleiche galt für die schon 3 Jahre früher von Hecker auf Kahlbaums Anregung beschriebene Hebephrenie, das Jugendirresein.

Mit diesen beiden Krankheitsformen und der fortschreitenden Hirnlähmung, die ihnen als Vorbild gedient hatte, war der Anfang zur Auffindung von echten Krankheitsvorgängen gemacht. Ihnen haben sich, seitdem sich Kahlbaums Betrachtungsweise nach anfänglichen Widerständen mehr und mehr Bahn gebrochen hat, eine Reihe ähnlicher Schöpfungen angeschlossen. Zunächst wären hier die lange bekannten, aber wenig beachteten, durch Gifte erzeugten Krankheiten zu nennen, namentlich das Delirium tremens und die erst in neuerer Zeit genauer erforschten sonstigen Geistesstörungen der Trinker, der Cocainwahnsinn, die verschiedenen Formen des Irreseins bei fieberhaften Krankheiten, bei Schädelverletzungen, bei Urämie und Eklampsie, der Kretinismus, die große Gruppe des manisch-depressiven Irreseins, die genuine Epilepsie, die arteriosklerotischen, senilen und syphilitischen Hirnerkrankungen, die Hysterie, die mannigfachen Gestaltungen der Entartung und noch zahlreiche kleinere Gruppen, die wir Ursache haben, als den Ausdruck bestimmter, einheitlicher Krankheitsvorgänge anzusehen.

Allerdings sind viele dieser Krankheiten noch sehr unvollkommen bekannt und mangelhaft umgrenzt. Dennoch bietet ein großer Teil von ihnen heute durchaus brauchbare Angriffspunkte für eine planmäßige Erforschung ihrer Ursachen und ihres Wesens. So lange man Krankheitsformen rein nach den Zustandsbildern aufstellte, konnte eine Untersuchung ihrer Entstehungsbedingungen naturgemäß niemals zu einem brauchbaren Ergebnisse führen, da man es stets mit einem Gemisch der verschiedenartigsten Vorgänge zu tun hatte, einheitliche Ursachen also nicht vorhanden waren. Daher die hoffnungslose Unklarheit in der alten Ursachenlehre, die für jede Krankheit alle möglichen Ursachen verantwortlich machte und andererseits aus denselben Schädigungen die mannigfaltigsten Leiden entspringen ließ. Demgegenüber dürfen wir heute von dem Leitsatze ausgehen, daß hinter den gleichen Krankheitsvorgängen auch irgendwo eine gemeinsame Schädlichkeit stecken muß, die sie erzeugt hat, und daß man aus der vorliegenden Wirkung auf eine bestimmte Ursache zurückschließen kann. Einleuchtende Beispiele für solche Zusammenhänge sind der Rausch, dem wir ohne weiteres seine alkoholische Entstehung ansehen, die fortschreitende Gehirnlähmung, bei der wir stets die syphilitische Grundlage festzustellen vermögen, der Kretinismus, der ausnahmslos durch ein Ausfallen der Schilddrüsenleistung erzeugt wird.

Dabei sind natürlich immer auch diejenigen Einflüsse zu berücksichtigen, die in der körperlichen und geistigen Eigenart des einzelnen Menschen liegen. Sie können die Wirkungen der krankmachenden Ursachen völlig aufheben oder verstärken; sie können aber auch den entstehenden Krankheitsbildern eine besondere Färbung und Ausgestaltung geben, sie abweichende Formen annehmen, ungewöhnliche Entwicklungen durchlaufen lassen. Es scheint indessen, daß der Einfluß der persönlichen Eigenart bei den durch äußere Schädigungen erzeugten Geistesstörungen die Grundzüge der Krankheitserscheinungen nicht sehr wesentlich abzuwandeln vermag. Anders liegen die Dinge vermutlich auf dem dunklen Gebiete der aus inneren Ursachen entspringenden Erkrankungen. Jedenfalls gibt es hier eine gewaltige Gruppe von Formen, deren Züge lediglich durch die persönliche Veranlagung bestimmt werden. —

Das ursprünglichste und roheste Verfahren, Zusammenhänge zwischen Ursache und Wirkung festzustellen, besteht in der Beobachtung der zeitlichen Aufeinanderfolge zweier Ereignisse. Es liefert nur dort einigermaßen zuverlässige Ergebnisse, wo auf starke äußere Schädigungen, wie Kopfverletzungen, Vergiftungen, fieberhafte Krankheiten, Wochenbett, die Störungen unmittelbar folgen. Aber selbst hier zeigt sich, abgesehen von der Möglichkeit eines rein zufälligen Zusammentreffens, nicht selten, daß der äußere Anlaß nicht die wirkliche Ursache der ausbrechenden Krankheit war, sondern das schon durch innere Vorgänge vorbereitete Leiden nur ausgelöst hat. Das gilt für einen nicht unbeträchtlichen Teil der nach fieberhaften Krankheiten auftretenden Geistesstörungen, noch mehr aber für das Irresein im Wochenbett. Während man zunächst geneigt war, die seelischen Erkrankungen der Wöchnerinnen als gleichartig und als die unmittelbare Wirkung der hier sich vollziehenden Umwälzungen anzusehen, hat die weitere Erfahrung gezeigt, daß wir es mit einer Reihe von ganz verschiedenen Formen des Irreseins zu tun haben, von denen nur ein kleiner Teil in engeren ursächlichen Beziehungen zum Wochenbette steht.

Weit unsicherer wird die Feststellung eines gesetzmäßigen Zusammenhanges, wenn Schädigung und Erkrankung zeitlich weiter und weiter auseinanderfallen. Der Laie ist, wie die alte Psychiatrie, nur zu leicht geneigt, irgendein besonders auffallendes Ereignis der Vergangenheit für eine sich entwickelnde Geistesstörung verantwortlich zu machen und anscheinende Spuren bis dahin zurückzuverfolgen. Der Willkür ist hier Türe und Tor geöffnet. Auch diese voreilige Verknüpfung eindrucksvoller Vorkommnisse miteinander hat wesentlich zu der ungeheuren Verwirrung in der Ursachenlehre auf psychiatrischem wie auf allgemein medizinischem Gebiete beigetragen. Gar nicht selten wurden die ersten Zeichen oder auch die Folgen der beginnenden Erkrankung für ihre Ursachen gehalten. Dies gilt namentlich für die

Gemütsbewegungen, denen man einen bedeutenden Einfluß auf die Entstehung des Irreseins einzuräumen pflegte. Wir wissen heute, daß gemütliche Schädigungen bei seelisch völlig rüstigen Menschen kaum jemals krankhafte Störungen herbeizuführen vermögen. Bei wenig gefestigten, leicht erregbaren Persönlichkeiten ist ihr krankmachender Einfluß schon stärker, aber auch hier kommen meist nur rasch und günstig verlaufende Formen zustande. In der überwiegenden Mehrzahl der Fälle erweist sich die anscheinende gemütliche Krankheitsursache, die unglückliche Liebe, der Kummer, die Sorge, der Zorn, die Erbitterung, als unwesentlich für die Entstehung des Leidens oder als sein erstes Anzeichen.

Eine Überwindung der angedeuteten Schwierigkeiten ist nur dadurch möglich, daß wir einheitliche Krankheitsvorgänge aufsuchen. Von ihnen dürfen wir annehmen, daß sie regelmäßig aus ganz bestimmten, gleichartigen Ursachen hervorgehen. Solche Krankheitsvorgänge erkennen wir, abgesehen von gewissen, oft schwer faßbaren Grundzügen ihrer klinischen Erscheinungen, vor allem aus ihrem Verlaufe und Ausgange, bei einzelnen Gruppen auch aus dem Leichenbefunde. Wo es uns gelingt, wirkliche Krankheitsvorgänge festzustellen, klärt sich regelmäßig die Ursachenlehre, wenn auch vielfach nur dahin, daß wir falsche ursächliche Zusammenhänge abzuweisen lernen. Wenn wir sehen, daß ein bestimmter Krankheitsvorgang sich zwar öfters an eine bestimmte Schädigung anschließt, weit häufiger aber ohne deren Einwirkung entsteht, werden wir selbstverständlich diese nicht als die wahre Ursache betrachten können. Durch derartige Erfahrungen ist unsere Kenntnis der wirklichen Ursachen des Irreseins außerordentlich gefördert worden. Bei einer ganzen Reihe von Krankheitsvorgängen sind uns heute die körperlichen oder seelischen Ursachen so gut bekannt, daß wir aus dem klinischen Bilde den Rückschluß auf die Art der voraufgegangenen Schädigung ziehen können. Das gilt vor allem für die durch Vergiftungen und die durch Syphilis hervorgerufenen Erkrankungen, für die urämischen Delirien, den Kretinismus, die hysterischen Störungen, die Unfalls- und Kriegsneurose, mit gewissen Einschränkungen wohl auch für die durch Kopfverletzungen und fieberhafte Erkrankungen erzeugten akuten Formen des Irreseins. Freilich drohen auch hier allerlei Klippen, da die Zugehörigkeit verschiedener Krankheitsbilder zu einem bestimmten Krankheitsvorgange wegen der gradweisen Abstufung und der persönlichen Färbung der Erscheinungen nicht immer leicht zu erkennen ist.

Wesentlich eindeutiger als die seelischen Krankheitsbilder sind hier vielfach körperliche Zeichen, die uns unter Umständen ohne weiteres über die Natur des vorliegenden Leidens aufklären. Dahin gehören vor allem die Wassermannsche Reaktion, die Feststellung des Zell- und

Eiweißgehaltes in der Rückenmarksflüssigkeit, die reflektorische Pupillenstarre, die uns ein sicheres Urteil über das Bestehen einer Syphilis und deren Übergreifen auf Gehirn und Rückenmark gestatten. Weitere wichtige Zeichen sind die Neuritis bei Alkoholismus, das Myxödem bei Kretinismus, die Vermehrung des Reststickstoffs im Blute bei Urämie und manche andere. Der lebhafte Wunsch, die Zahl solcher Hilfsmittel zu vermehren, hat auch zu einer ausgedehnten Anwendung des Abderhaldenschen Dialysierverfahrens auf psychiatrische Fragen geführt. Aus dem Umstande, daß die Blutflüssigkeit im einzelnen Falle die Fähigkeit zeigt, das Gewebe dieser oder jener Organe abzubauen, glaubte man Anhaltspunkte für die Annahme gewinnen zu können, daß jene letzteren am Krankheitsvorgange wesentlich beteiligt seien. Leider haben sich die auf solche Erfahrungen gesetzten überschwenglichen Hoffnungen nicht erfüllt; es scheint nicht, daß jene Abbauvorgänge weitergehende Schlüsse gestatten. Das Verfahren selbst ist äußerst launenhaft und unzuverlässig, und die aus seinen Ergebnissen gezogenen Folgerungen stehen daher auf sehr schwachen Füßen.

Wenn es den verfeinerten Hilfsmitteln der fortschreitenden Wissenschaft an einer Reihe von Punkten gelungen ist, die Entstehungsgeschichte seelischer Erkrankungen aufzuklären, gibt es doch noch sehr weite Gebiete, in denen wir der Lösung dieser Aufgabe bisher keinen Schritt näher gekommen sind, ja ihr unsicherer gegenüberstehen als früher, nachdem sich die der rohen Beobachtung einleuchtenden Zusammenhänge als trügerisch erwiesen haben. Dies trifft vor allem bei der Hauptmasse der Erkrankungen zu, die wir der Dementia praecox und dem manisch-depressiven Irresein zurechnen. Hier wissen wir wohl, daß die erbliche Anlage eine wichtige Rolle spielt, daß Häufigkeit und Formen der Erkrankung durch das Lebensalter weitgehend beeinflußt werden, und daß gelegentlich auch äußere Schädlichkeiten, Gemütsbewegungen, Wochenbett, körperliche Krankheiten eine gewisse auslösende Bedeutung haben, aber die das Leiden eigentlich erzeugenden Ursachen sind uns unbekannt. Ähnliches gilt für die Epilepsie, zu deren Entstehung sicherlich keimschädigende Einflüsse vielfach beitragen, ohne daß wir uns über die Art ihrer Wirkung Rechenschaft zu geben vermöchten. Ebensowenig geklärt ist auch der Ursprung des Entartungsirreseins, aller jener Unzulänglichkeiten der persönlichen Veranlagung, die im Leben nach dieser oder jener Richtung zu Entgleisungen führen, endlich in der Hauptsache derjenige der angeborenen geistigen Schwächezustände. Auch hier werden wir mit Unzulänglichkeiten der Erbmasse und Keimschädigungen, außerdem aber mit mancherlei Krankheitsvorgängen zu rechnen haben, die zerstörend in das jugendliche Gehirn eingreifen. —

Die Aufdeckung der ursächlichen Verhältnisse ist eine wichtige

Voraussetzung für das Eindringen in das Wesen der Krankheitsvorgänge, für das Verständnis der Zustandsänderungen, die sich im Verlaufe des Leidens abspielen und seine Grundlage bilden. Auch wenn wir mit voller Sicherheit die ursächliche Abhängigkeit einer Geistesstörung von einer bestimmten Schädigung erkannt haben, können wir doch von einem Verständnis der inneren Zusammenhänge weit entfernt sein. Ein Musterbeispiel dafür liefert uns das Delirium tremens der Trinker. Seine Entstehung durch fortgesetzten schweren Alkoholmißbrauch ist so sicher, daß wir aus dem Auftreten des Krankheitsbildes ohne weiteres auf die Ursache schließen können. Allein das Trinkerdelirium ist keineswegs ein unmittelbarer Ausdruck der Alkoholvergiftung, denn es bietet ganz andere Erscheinungen dar, als diese; es hat mit dem Rausche nicht die geringste Ähnlichkeit. Einen gewissen Hinweis gibt uns hier die Tatsache, daß die Krankheit eine auffallende Verwandtschaft mit den Delirien bei Urämie, bei der Zurückhaltung harnfähiger Bestandteile im Blute, aufweist. Die Annahme wird dadurch nahegelegt, daß es sich auch beim Delirium tremens um eine Selbstvergiftung durch irgendwelche Stoffwechselerzeugnisse handeln möge, deren Entstehung oder ungenügende Ausscheidung dann allerdings durch das alkoholische Körpersiechtum bedingt wird. Durch diese Annahme, die allerdings im einzelnen noch näher begründet werden muß, würde ein wichtiger Einwand gegen die hier vertretene Auffassung beseitigt, daß auch auf unserem Gebiete aus bestimmten Krankheitszeichen immer auf bestimmte Ursachen geschlossen werden kann und umgekehrt. Gerade die Mannigfaltigkeit der seelischen Krankheitsbilder, die durch die Alkoholvergiftung erzeugt werden, ist vielfach als Beweis gegen jene Anschauung angeführt worden. Bei genauerer Betrachtung zeigt sich indessen, daß wir unter den Alkoholwirkungen zwei Reihen von Krankheitsformen auseinanderzuhalten haben, die anscheinend ganz verschiedene ursächliche Beziehungen zu dem Gifte aufweisen. In die erste Gruppe gehört der gewöhnliche und der agitierte Rausch, die Alkoholhysterie, vielleicht auch die sogenannte habituelle Epilepsie der Trinker, ferner die einfache alkoholische Vertrottelung und der Eifersuchtswahn, zu der zweiten das Delirium tremens, der Alkoholwahnsinn, die Korssakowsche Psychose und die Alkoholepilepsie. Es läßt sich zeigen, daß die erstgenannten Formen sich ohne besondere Schwierigkeit aus den unmittelbaren Giftwirkungen des Alkohols ableiten lassen, während das für die letzteren, die zudem nur bei lange fortgesetzter, schwerer Trunksucht beobachtet werden, nicht möglich ist. Da sie sich untereinander vielfach verbinden, Übergänge und Mischformen zeigen, so dürfte ihnen eine gemeinsame Entstehungsgeschichte zukommen, eben die Vergiftung durch krankhafte Stoffwechselerzeugnisse infolge des Alkoholsiechtums.

Ganz ähnliche Schwierigkeiten begegnen uns, wenn wir uns ein Bild von den an sich durchaus sichergestellten ursächlichen Beziehungen der fortschreitenden Gehirnlähmung zur Syphilis machen wollen. Daß dieses Leiden das Gehirn ergreifen kann, war bekannt, lange bevor man die Quelle jener furchtbaren Krankheit ahnte. Allein die Hirnsyphilis ist eine in vieler Beziehung von der Paralyse durchaus abweichende Krankheit Diese letztere entsteht durchschnittlich sehr viel später nach der Ansteckung als jene; sie verläuft fast ausnahmslos binnen weniger Jahre tödlich, während die Hirnsyphilis häufig nur zu einem mehr oder weniger ausgesprochenem geistigem Siechtum führt, auch gänzlich ausheilen kann. Ferner ist das Verhalten der Rückenmarksflüssigkeit, der Leichenbefund, die Beeinflußbarkeit durch die Behandlung in beiden Fällen verschieden; ebenso ist man in der Mehrzahl der Fälle imstande, die Krankheiten auf Grund des klinischen Bildes auseinanderzuhalten. Die Entstehungsgeschichte derselben muß demnach trotz des gemeinsamen Ursprunges aus der Syphilis in irgendeinem Punkte auseinanderweichen. Wie es nun aber kommt, daß sich einmal eine Hirnsyphilis, das andere Mal eine Paralyse entwickelt, haben alle die eifrigen, auf diesen Punkt gerichteten Forschungen bis heute nicht aufzuklären vermocht.

Wie schon diese Beispiele lehren, die sich leicht vermehren ließen, ist von der rohen Erkenntnis ursächlicher Zusammenhänge bis zu ihrem wirklichen Verständnisse noch ein weiter Weg. Selbst da, wo die Dinge auf den ersten Blick völlig klar zu liegen scheinen, ergeben sich bei näherem Zusehen zahlreiche Schwierigkeiten. Wir wissen freilich unbedingt sicher, daß Ausfall der Schilddrüsenleistung in der Jugend Kretinismus erzeugt, und daß wir diesen Vorgang durch rechtzeitige Darreichung von getrockneter Schilddrüse verhindern können, aber uns ist noch immer unbekannt, welche Schädlichkeit denn nun beim endemischen Kretinismus die Schilddrüse zur Veröffnung bringt, und welche Bestandteile des Schilddrüsensaftes es sind, deren Ausfall die Knochenwachstumsstörungen, die Haut- und Stoffwechselveränderungen sowie den Schwachsinn der Kretinen hervorruft. Bei jedem Versuche, tiefer in das Wesen der Krankheitsvorgänge einzudringen, stehen wir vor neuen, immer verwickelteren Fragen, zu deren Lösung das Rüstzeug der verschiedensten Wissenschaften mit herangezogen werden muß.

Die Aufgaben, die uns hier erwachsen, erfordern zunächst eine genaue Verfolgung der Wirkungen, die eine krankmachende Schädlichkeit im Körper bis zu ihrem Angriffspunkte im Gehirn erzeugt. Wir müssen uns bemühen, diesem Vorgange durch alle seine Zwischenglieder nachzugehen. Das letzte Ziel wird es dann sein, darüber ins klare zu kommen, welche Veränderungen in Aufbau und Verrichtung des Hirngewebes schließlich durch das Leiden hervorgerufen werden. Dabei sind nicht nur die Zerstörungen und Schädigungen durch das Endglied des Krankheitsvorganges, sondern auch die Abwehr- und Ausgleichsbestrebungen der erkrankten Teile sowie die Folgen für die von ihnen abhängigen Gebiete mit zu berücksichtigen. Es bedarf wohl kaum der Feststellung, daß wir in diesen Fragen bisher nirgends über die allerdürftigsten Ansätze hinausgekommen sind.

Wir werden aber das zweite große Arbeitsfeld, das unserer harrt, schwerlich mit Aussicht auf Erfolg in Angriff nehmen können, bevor wir nicht in das Wesen der Krankheitsvorgänge einen gewissen Einblick gewonnen haben. Uns tritt nämlich weiterhin die ungleich schwierigere Frage entgegen, welche Beziehungen zwischen den nachgewiesenen Störungen der Hirnleistungen und den im Krankheitsbilde auftauchenden seelischen Veränderungen bestehen. Es ist ein weiter Weg, der zu diesem höchsten, vielleicht niemals ganz erreichbaren Ziele führt. Zunächst müssen die Zusammenhänge des gesunden Seelenlebens mit den Hirnvorgängen aufgeklärt werden, die ihre Grundlage bilden. Für die Bedürfnisse unserer Wissenschaft können wir uns mit rein erfahrungsmäßigen Feststellungen begnügen, ohne die letzte Grundfrage nach dem inneren Wesen dieses Zusammenhanges zu berühren. Der unübersehbar verwickelte Bau des Gehirns und namentlich der Hirnrinde, die Tatsachen der Entwicklungsgeschichte und der vergleichenden Hirnanatomie, die Erfahrungen bei herdartigen Hirnschädigungen und Mißbildungen, endlich der Tierversuch weisen mit wachsender Bestimmtheit darauf hin, daß auch im Hirn den Verschiedenheiten des Baues der einzelnen Teile und ihrer Anordnung Verschiedenheiten in der Verrichtung entsprechen müssen. Mit anderen Worten: wir haben allen Grund anzunehmen, daß sich das Gehirn aus einer Unzahl von Einzelwerkzeugen und -maschinen zusammensetzt, die alle ihre bestimmte Bedeutung für das Zustandekommen der Gesamtleistung besitzen. Höchst wahrscheinlich sind dabei vielfache Sicherungen in der Weise gegeben, daß derselbe Zweck auf mehreren, voneinander unabhängigen Wegen, mit verschiedenen Mitteln erreicht werden kann, ohne daß darum etwa im strengsten Sinne, wie man früher annahm, ein Teil die Leistung eines anderen zu übernehmen imstande wäre. Es sei nur daran erinnert, daß uns die Sinnbilder der Sprache nicht nur durch das Gehör, sondern auch durch das Gesicht und durch die Wahrnehmung der eigenen Sprechbewegungen vermittelt werden können, daß Verschiebungen des Körpergleichgewichts durch das Gesicht, die Muskel- und Gelenkempfindungen und durch die Bogengänge des Labyrinths gemeldet werden usf.

Sind diese Anschauungen richtig, so wäre es zum Verständnisse der Beziehungen zwischen Hirnleistung und Seelenäußerung zunächst erforderlich, ein klares Bild von dem Aufbau des Hirns aus seinen zahllosen einzelnen Werkzeugen und Werkzeuggruppen zu gewinnen. Sodann müßte festgestellt werden, welchen Zwecken alle diese einzelnen Teile dienen, wie sie zusammenarbeiten, und wie sie voneinander abhängig sind. Um diese Fragen bearbeiten zu können, bedürfen wir aber andererseits auch einer bis in alle Feinheiten eindringenden Kenntnis unseres Seelenlebens. Wir müssen wissen, aus welchen Urbestandteilen sich die Seelenvorgänge aufbauen und wie sie sich zu immer höheren und verwickelteren Leistungen miteinander verbinden. Auf dieser Grundlage könnte es dann möglich werden, allgemeinere und allmählich vielleicht auch mehr ins einzelne gehende Beziehungen zwischen Hirnbau und seelischen Leistungen aufzufinden, so in der Entwicklung des werdenden Menschen, in der Tierreihe und auf dem neuerdings nicht ohne Erfolg beschrittenen Wege einer Durchforschung der Eigentümlichkeiten, die verschiedene Rassen, ja einzelne Personen darbieten. Die ergiebigste Erkenntnisquelle aber wird wohl einerseits der Tierversuch, sodann der großartige Erfahrungsstoff bilden, den uns umschriebene Hirnschädigungen darbieten. Wir wissen, daß manche Gifte die Eigenschaft haben, ganz bestimmte Hirngebiete anzugreifen und dementsprechend auch scharf umrissene seelische Störungen zu verursachen. Damit ist immerhin die Möglichkeit der Aufdeckung von Zusammenhängen zwischen umgrenzten Hirnabschnitten und gewissen Seelenleistungen gegeben. Weit näher könnte uns dem Ziele die genaue Untersuchung der Ausfallserscheinungen bringen, die durch Hirnverletzungen hervorgerufen werden, wenn zugleich die Feststellung der beteiligten Hirngebiete möglich ist. Der Weltkrieg hat leider in erschreckendem Umfange solche Hirnverletzungen geschaffen. Gelänge es, die durch sie gegebenen Erfahrungen in größerem Umfange unserer Erkenntnis der Beziehungen zwischen einzelnen Hirngebieten und bestimmten Seelenäußerungen nutzbar zu machen, so könnte das namenlose Elend der Hirnverletzten wenigstens dazu beitragen, unserer Wissenschaft Waffen zur Bekämpfung künftigen Leides zu liefern.

Durch derartige Forschungen wäre dann die Grundlage für die Erkenntnis des Zusammenhanges zwischen krankhaften Hirnveränderungen, soweit sie darstellbare Spuren hinterlassen, und den im Leben beobachteten Krankheitserscheinungen zu schaffen. Was uns bisher der Leichenbefund bei Geisteskranken bietet, ist höchstens die Aufdeckung dieser oder jener Krankheitsvorgänge im Gehirn, allenfalls auch eine gewisse allgemeine Vorstellung über deren größere oder geringere Ausdehnung. Welche Glieder des Hirnbaues aber von den Veränderungen erfaßt wurden, und welche Wirkungen deren Beteiligung auf das Seelenleben ausüben mußte, bleibt uns so gut wie unbekannt. Zur Zeit ist es uns daher auch durchaus unmöglich, etwa aus der Art der Störungen im Leben einen Schluß auf den Sitz und die Ausbreitung der Krankheitsvorgänge zu ziehen, wenn wir von gewissen groben Störungen der Sinneswahrnehmung, der willkürlichen Bewegung sowie des Verständnisses und der Handhabung der Sprache absehen.

Es wird gewiß nicht leicht sein, auf dem hier angedeuteten Wege vorwärtszukommen. Neben allen sonstigen, im Wesen der Sache liegenden, kaum überwindbaren Schwierigkeiten werden wir höchstwahrscheinlich auch innerhalb weiter Grenzen mit den Tücken der persönlichen Eigenart zu rechnen haben, die in dem zu höchster Feinheit entwickelten Gebilde des Hirnbaues ihre freieste Entfaltung erfahren dürfte. Wie bereits angedeutet, stehen uns zur Erreichung irgendeines Zweckes fast überall mehrere verschiedene Hirnwerkzeuge zu Gebote, von denen bald dieses, bald jenes bevorzugt und besser ausgebildet wird. Die Beeinträchtigung oder der Ausfall einer bestimmten Leistung kann demnach durch eine Störung einmal in diesem, ein anderes Mal in jenem Hirngebiete bedingt sein. Als Beispiel sei die persönlich wechselnde vorwiegende Benutzung der Gesichts-, Gehörs- oder der sprachlichen Bewegungsvorstellungen für die Begriffsbildung und die Festlegung von Erinnerungsspuren erwähnt. Weit über die Bedeutung solcher grundlegenden seelischen Arbeitsformen hinaus geht aber die unübersehbare Mannigfaltigkeit der sonstigen persönlichen, ererbten und erworbenen Unterschiede in Begabung und Mängeln auf weiten und eng umschriebenen Gebieten, in Auffassung, Gedächtnis und Verstandesleistungen, in Gemütsart, Willensanlage und Fertigkeiten. Allerdings erscheint die Aufgabe, die Bedeutung der persönlichen Eigenart nicht nur im Krankheitsbilde, sondern auch in ihren Beziehungen zur Ausbreitung der Hirnveränderungen zu würdigen, für absehbare Zeit völlig unlösbar. Indessen die hier angestellten Betrachtungen sollen auch gar kein greifbares Ziel aufrichten, sondern lediglich eine allgemeine Richtung angeben, in der wissenschaftliche Arbeit möglich ist. —

Wenden wir unseren Blick von den in schier unerreichbarer Ferne liegenden, höchsten und letzten Aufgaben der Forschung wieder der nüchternen Welt der Tatsachen zu, so ergeben sich eine Reihe von Wegen, die wir heute schon einschlagen können, in der Hoffnung, allmählich tiefer in den Gegenstand unserer Wissenschaft einzudringen. Zunächst werden wir unsere Bemühungen eifrig fortsetzen müssen, echte Krankheitsvorgänge aufzufinden, da nur sie die Grundlage für alle weiteren Forschungen bilden können. Aus denjenigen Beobachtungen, die sich nicht in die bereits bekannten und fest begründeten Formen einordnen lassen, gilt es, solche Gruppen von Fällen herauszufinden, die einander in jeder Einzelheit, in Entstehungsgeschichte, Erscheinungsart, Verlauf und Ausgang, endlich auch, wo davon die Rede sein kann, in ihrem Leichenbefunde vollkommen gleichen. Sie werden versuchsweise zu einer neuen Krankheitsform zusammengefaßt werden dürfen. Erfahrungsgemäß schließt sich an eine solche vorläufige Gruppe regelmäßig eine Reihe von weiteren Beobachtungen an, die kleinere oder größere Abweichungen darbieten, aber doch in ihrem allgemeinen Verhalten eine gewisse Ähnlichkeit mit dem aufgestellten Vorbilde erkennen lassen. Da wir derartige Abweichungen bei allen einheitlichen Erkrankungen finden, wird anzunehmen sein, daß wenigstens ein Teil derselben ebenfalls zur Stammgruppe gerechnet werden muß. Maßgebend für die endgültige Entscheidung werden in erster Linie der Ausgang und wo möglich der feinere Hirnbefund sein, unter Umständen auch die Entstehungsgeschichte, weniger die Einzelheiten des klinischen Bildes, von denen wir wissen, daß sie bei gleichem Krankheitsvorgange ganz verschieden, ja anscheinend entgegengesetzt ausfallen können.

Hat sich auf diese Weise das ursprüngliche Krankheitsbild erweitert, so wird zu prüfen sein, wo seine Grenzen liegen. Man fügt probeweise immer neue ähnliche Fälle hinzu, um sie wieder auszuscheiden, wenn abweichender Ausgang und Leichenbefund ihre irrtümliche Einordnung dartun. Auf diese Weise gewinnt man allmählich eine Zusammenfassung in ihren Äußerungen mehr oder weniger auseinander weichender Krankheitsbilder zu einer Einheit, die zum mindesten eine bestimmte Vorhersage ermöglicht. Wahrscheinlich ist damit ein einheitlicher Krankheitsvorgang erfaßt, sicher dann, wenn sich aus der Feststellung der Hirnveränderungen regelmäßig ein zutreffender Schluß auf die allgemeinen Züge des vorhergegangenen klinischen Bildes ziehen läßt. Zumeist werden sich nunmehr unter den wechselnden Krankheitserscheinungen gewisse, vielleicht unauffällige Zeichen herausfinden lassen, die allen Einzelbeobachtungen und allen Abschnitten des Leidens gemeinsam sind, mithin die neu geschaffene Krankheitsform einigermaßen kennzeichnen. Gelingt es, derartige, oft erst durch besondere Kunstgriffe nachweisbare, leitende Krankheitszeichen aufzudecken, so kann man dadurch unter Umständen nachträglich zu der Einordnung auch solcher Fälle in die neue Krankheitsform gelangen, die in Verlauf und Ausgang von der Hauptgruppe abweichen, da ähnliches auch bei den sicher umgrenzten Krankheitsvorgängen vorkommt. Freilich wird man dabei mit ganz besonderer Vorsicht zu verfahren haben. Befriedigende Sicherheit in der Erkennung und Umgrenzung einer neu geschaffenen Krankheitsform wird sich immer erst nach langer Erfahrung und häufigen Fehlschlägen erreichen lassen. Gerade die Irrtümer in der Vorhersage sind dabei die Handhabe für den Fortschritt; sie lehren uns, daß wir den Wert dieser Zeichen überschätzt, jene falsch gedeutet, noch andere ungenügend bewertet oder übersehen haben, und ermöglichen uns so, unsere Anschauungen immer wieder zu berichtigen. —

Die außerordentliche Wichtigkeit, die der anatomischen Durchforschung des gesunden und kranken Gehirns für die Fortschritte unserer Wissenschaft zukommt, haben die bisherigen Ausführungen klar erkennen lassen. Was wir zunächst und vor allem brauchen, ist eine **scharfe Kennzeichnung des Leichenbefundes im Gehirn bei möglichst vielen Krankheitsvorgängen**. Daß die unerläßliche Voraussetzung dafür die genaueste Kenntnis aller Gewebsteile und ihrer Zusammensetzung bis in ihre feinsten Einzelheiten, namentlich auch ihres chemischen Aufbaues, bilden muß, bedarf keiner näheren Begründung. Aber auch dann, wenn diese Bedingung annähernd erfüllt ist und demgemäß die krankhaften Abweichungen als solche sicher erkannt werden können, entstehen neue Schwierigkeiten. Vor allem zeigt uns das mikroskopische Bild des einzelnen Falles immer nur einen bestimmten Zustand der Gewebe, ohne uns darüber aufzuklären, wie er zustande gekommen ist und wie er sich weiterhin gestalten wird. Allerdings werden sich im gleichen Gehirn häufig nebeneinander Abschnitte finden, die denselben Krankheitsvorgang in verschiedenen Entwicklungsstufen aufweisen, so daß sich durch deren Vergleich ein Bild von den aufeinanderfolgenden Wandlungen gewinnen läßt. Im anderen Falle muß der Versuch gemacht werden, aus den verschiedenen Querschnitten durch den Ablauf der Krankheitsvorgänge, wie sie der Zufall liefert, einen Längsschnitt abzuleiten, ein Unternehmen, welches deswegen nicht immer leicht ist, weil die Aufeinanderfolge, ja öfters schon die Zugehörigkeit der einzelnen Bilder zueinander sehr zweifelhaft sein kann.

Aber selbst wenn die Verfolgung eines Krankheitsvorganges in seinen wechselnden Abschnitten geglückt ist, so droht doch auch dem Anatomen die Gefahr, daß er verschiedenartige Krankheitsvorgänge zusammenwirft oder die innere Einheit äußerlich auseinanderfallender Bilder verkennt. Da durch die krankhaften Veränderungen eine ganze Reihe innig miteinander verbundener Gewebsbestandteile in Mitleidenschaft gezogen werden, können je nach der stärkeren oder schwächeren Beteiligung der einen oder anderen stark voneinander abweichende Bilder entstehen, die vor allem auch im Verlaufe desselben Krankheitsvorganges wechseln. Andererseits kann es außerordentlich schwierig werden, die verschiedene Bedeutung ähnlicher anatomischer Befunde zu erkennen, weil sie sich ja immer wieder aus Veränderungen derselben Gewebsbestandteile zusammensetzen. Das sind die gleichen Fehlerquellen, mit denen wir bei der Deutung der seelischen Krankheitserscheinungen zu·kämpfen haben, wo es ebenfalls gilt, anscheinend ganz verschiedenartige Bilder zu einer Einheit zusammenzufassen, anscheinend gleiche auseinanderzuhalten. Gewisse Anhaltspunkte vermag uns wohl auch auf anatomischem Gebiete die Übersicht über den Gesamtverlauf der eintretenden Veränderungen zu geben, soweit sie möglich ist. Sodann aber wird ein immer tieferes Eindringen in die feinsten Einzelheiten der Krankheitsvorgänge, namentlich auch mit Hilfe von Färbungen und chemischen Reaktionen, vielfach wesentlich dazu beitragen, uns die Vereinigung des Zusammengehörigen und die Trennung ähnlicher, aber wesensverschiedener Veränderungen zu erleichtern. Eine besonders wichtige Rolle spielt jedoch endlich bei der Aufklärung der anatomischen Krankheitsvorgänge der Tierversuch. So wenig es angeht, Leistungen und Erkrankungen des menschlichen und tierischen Gehirns ohne weiteres aufeinander zu beziehen, so ist es doch möglich, aus den Wirkungen, die durch bestimmte Schädigungen im Tiergehirn hervorgebracht werden, Schlüsse auf den Ablauf ähnlicher Vorgänge beim Menschen zu ziehen. Auf diesem Wege vermögen wir namentlich genauer den Verlauf der krankhaften Veränderungen zu verfolgen und die Zusammengehörigkeit ihrer einzelnen Abschnitte zu erkennen. Die akuten und die Dauerwirkungen der verschiedensten Gifte, die Folgen von Erschütterungen und Zertrümmerungen, endlich die durch Krankheitserreger oder durch Ausschaltung von Organen hervorgerufenen Umwälzungen, kurz alle Krankheitsvorgänge, die künstlich herstellbar sind, können so ihre Aufklärung finden.

Ganz besondere Wichtigkeit kommt hier der Erforschung der Schädigungen zu, die durch die Erregerin der Syphilis, die Spirochaete pallida, im Nervengewebe hervorgerufen werden. Einen Teil dieser Veränderungen, wie sie die sogenannte Hirnsyphilis bedingen, vermögen wir anscheinend im Tierversuche nachzuahmen. Hinsichtlich der metasyphilitischen Erkrankungen, der Gehirnerweichung und der Rückenmarksdarre, erscheint die künstliche Erzeugung bei Tieren einstweilen so gut wie ausgeschlossen. Jedenfalls aber wird auch für unser Wissensgebiet die Aufklärung über die Lebensbedingungen der Spirochaete, ihre Schicksale im Körper, die Wandlungen, die sie erfährt und bewirkt, mit allen Kräften anzustreben sein.

Sobald es auf dem angedeuteten Wege gelungen ist, eine Hirnerkrankung in allen ihren Einzelheiten anatomisch zu kennzeichnen und zu umgrenzen, beginnt eine weitere, ungleich mühevollere Aufgabe, die Festlegung ihrer örtlichen Ausbreitung im Gehirn. Sie wurde bisher nur in den allergröbsten Umrissen in Angriff genommen, da sie außer genauester Kenntnis aller Verlaufsabschnitte der untersuchten Veränderungen eine lückenlose Durchforschung jedes einzelnen Gehirns erfordert und damit die höchsten Anforderungen an Geschick und Geduld stellt. Eine derartige, jeweils viele Monate in Anspruch nehmende Arbeit gewinnt auch erst in dem Maße an Bedeutung, in dem die Abgrenzung der zahlreichen Einzelgebiete fortschreitet, aus denen sich die Hirnrinde zusammensetzt.

Heute wissen wir nur, daß bei dieser Krankheit gewisse Hirnlappen, bei jener gewisse Rindenschichten besonders beteiligt sind, während sich bei noch anderen Leiden die Veränderungen gleichmäßig über das ganze Gehirn ausbreiten oder sich herdartig verteilen. Eine kaum übersehbare Arbeitslast wird zu überwältigen sein, um gesicherte Grundlagen für die Lehre von dem Sitze und der Ausbreitung der Hirnrindenerkrankungen zu gewinnen, aber diese Arbeit wird notwendig sein, wenn wir jemals zu einem tieferen Verständnisse des Zusammenhanges zwischen den Hirnveränderungen und den Krankheitserscheinungen gelangen wollen. —

Eine Reihe von Geisteskrankheiten nimmt ihren Ursprung sicher oder wahrscheinlich nicht aus Schädigungen, die unmittelbar die Hirnrinde betreffen, sondern aus Störungen, die ihren Sitz zunächst in anderen Körpergebieten haben und erst mittelbar auf das Gehirn einwirken. Die Vermittlerrolle dürfte nach unseren heutigen Anschauungen in erster Linie der Blutflüssigkeit zukommen. In ihrer Zusammensetzung werden in der Regel diejenigen Organerkrankungen zum Ausdrucke gelangen müssen, die das Gehirn in Mitleidenschaft ziehen sollen. Störungen der Blutversorgung und der Beschaffenheit des Blutes haben von jeher die Aufmerksamkeit der Irrenärzte besonders auf sich gezogen. Von mehr untergeordneter Bedeutung für die Entstehung des Irreseins dürften die früher sorgsam beachteten Eigenschaften des Pulses, seine Häufigkeit, Regelmäßigkeit, Völle und Härte sein; gleiches gilt wohl für den Blutdruck, obgleich er, wie die Abweichungen im Verhalten des Pulses, Beziehungen zu gewissen Formen geistiger Erkrankungen erkennen läßt.

Dagegen werden wir annehmen dürfen, daß die chemische Zusammensetzung des Blutes in seinen körperlichen und flüssigen Bestandteilen für das Hirnleben von allergrößter Wichtigkeit ist. Ganz abgesehen davon, daß von außen eingeführte Gifte nur durch Vermittlung des Blutes in das Gehirn gelangen, und daß vielfach auch die wirksamen Ausscheidungen von Krankheitserregern denselben Weg nehmen, gehen in das Blut alle Absonderungen der Drüsen ohne Ausführungsgang und ferner eine große Menge von Stoffwechselerzeugnissen über, von denen manche das Hirngewebe anzugreifen vermögen. Einige wenige solcher krankmachenden Stoffe, die im Blute auftreten, können wir unmittelbar nachweisen, wie die harnfähigen Abbaustoffe, die bei Versagen der Nierentätigkeit zurückgehalten werden; auf andere schließen wir aus ihren Wirkungen, wie bei der Basedowschen Krankheit und beim Kretinismus. Bei der Kostbarkeit des Blutes stoßen umfassende chemische Untersuchungen seiner Bestandteile im Lebenden bald auf unüberwindliche Schwierigkeiten. Dennoch dürfte eine planmäßige Prüfung der Zusammensetzung des Blutes, vor allem die Aufsuchung krankhafter Beimischungen, auf unserem Gebiete anzustreben sein. Namentlich könnten auch mikrochemische Verfahren wertvolle Aufschlüsse bringen. In erster Linie aber werden es die im Blute sich abspielenden inneren Umsetzungen sein, die unsere höchste Aufmerksamkeit in Anspruch nehmen müssen. Erst die neue Wissenschaft der Serologie läßt uns ahnen, welche Fülle von verwickeltsten Aufbau- und Abbauerscheinungen sich fortwährend in unserem Blutgewebe vollzieht, und in wie innigen Wechselbeziehungen dieses Getriebe zu den Lebensbedingungen unserer Körpergewebe steht. Die Erscheinungen der Immunisierung mit allen an sie sich knüpfenden Anpassungs- und Abwehrmaßregeln, die sich in unseren Geweben und namentlich in der Blutflüssigkeit abspielen, haben uns Ausblicke in ganz neue Forschungsgebiete eröffnet, die höchstwahrscheinlich auch für die Psychiatrie weitreichende Bedeutung haben.

Soweit wir es heute zu beurteilen vermögen, sind es namentlich die aus inneren Ursachen hervorwachsenden, langsam zu einer schweren Schädigung, ja Vernichtung der seelischen Persönlichkeit führenden Erkrankungen, in deren Wesen man vielleicht hoffen kann, durch serologische Forschungen tieferen Einblick zu erhalten. Entstehung und Verlauf dieser Leiden, zu denen die Epilepsie und vor allem die bei weitem wichtigste Verblödungskrankheit, die Dementia praecox, gehört, scheinen darauf hinzuweisen, daß hier die das Hirn schädigenden Einflüsse aus Störungen im Zusammenwirken jener Einrichtungen hervorgehen, die das Getriebe unseres Körpers vor dem Auftreten verderblicher Stoffwechselerzeugnisse schützen. Ähnliches könnte für gewisse Formen der Arteriosklerose gelten. Daß eigenartige Veränderungen im Verhalten der Körperflüssigkeiten ferner durch äußere Einwirkungen hervorgerufen werden können, beweist die Wassermannsche Reaktion. Der Umstand, daß auch die körperlichen Bestandteile des Blutes durch die im Serum ablaufenden Vorgänge lebhaft beeinflußt werden, muß uns veranlassen, dem Blutbilde ebenfalls unsere Aufmerksamkeit zu schenken, wenn auch die Ergebnisse dieser Arbeit auf unserem Gebiete bisher nur bescheidene gewesen sind.

Noch ein weiterer Weg steht uns offen, uns eine Vorstellung von den im Körper sich abspielenden chemischen Umsetzungen zu verschaffen, das Verfahren der Stoffwechseluntersuchungen. Allerdings vermögen wir durch sie in der Hauptsache nur die Endglieder langer Reihen sich aneinander schließender Vorgänge festzustellen, aber es ist doch auf diese Weise möglich, gröberen Abweichungen auf die Spur zu kommen und aus der Art der zutage tretenden Schlacken Vermutungen über die Störungen abzuleiten, die zu ihrer Entstehung geführt haben. Bei den großen Schwierigkeiten ausgedehnter Stoffwechseluntersuchungen, mit denen Beobachtungen über den Gasaustausch verbunden werden sollten, haben sie auf unserem Gebiete bisher nur eine ganz ungenügende Ausdehnung gefunden. Es ist aber nicht daran zu zweifeln, daß sich uns bei einer Reihe von schweren Geisteskrankheiten Aussichten auf wertvolle Aufschlüsse durch derartige Forschungen eröffnen. Gezeigt hat sich das bisher schon bei der Epilepsie und bei der Gehirnerweichung, ferner beim Kretinismus und bei der Basedowschen Krankheit, aber auch das Alkoholsiechtum und das manisch-depressive Irresein mit seinen gesetzmäßigen starken Schwankungen des Körpergewichts dürften lohnende Angriffspunkte bieten, vielleicht auch die Dementia praecox.

In so manchen der zuletzt berührten Fragen wird es möglich sein, auch den Tierversuch zur Klärung heranzuziehen. Namentlich die serologische Forschung ist auf Schritt und Tritt auf ihn angewiesen, ja ohne seine Anwendung in allergrößtem Maßstabe überhaupt unmöglich. Aber auch die Lehre von den Schädigungen, die durch den Ausfall oder die krankhafte Umwandlung gewisser Drüsenleistungen hervorgebracht werden, beruht hauptsächlich auf den Erfahrungen, die uns der Tierversuch geliefert hat. Ohne dieses mächtigste aller Forschungshilfsmittel ständen wir gerade denjenigen Fragen völlig ohnmächtig gegenüber, deren Beantwortung uns die meiste Aussicht nicht nur auf ein tieferes Verständnis des Irreseins, sondern wahrscheinlich auch auf spätere Behandlungsmöglichkeiten eröffnet.

Allerdings ist auf unserem Gebiete der Abstand zwischen Tier und Mensch ganz besonders groß, die einfache Übertragung der gewonnenen Erkenntnisse von jenem auf diesen daher nur in sehr beschränktem Maße zulässig. Vor allem ist es, namentlich bei den gewöhnlich benutzten niederen Versuchstieren, gar nicht möglich, ein Urteil über die seelischen Wirkungen der versuchsweise erzeugten Schädigungen zu gewinnen. Einen gewissen Ersatz für diese empfindliche Lücke kann der Versuch am Menschen selbst gewähren. Wir besitzen in den von der experimentellen Psychologie ausgearbeiteten Verfahren die Hilfsmittel, ein genaueres Bild von den Veränderungen des Seelenlebens festzulegen, wie sie die Natur durch ihre krankmachenden Eingriffe erzeugt. Soweit die Kranken überhaupt für die Anstellung psychologischer Versuche geeignet sind, vermögen wir klarzustellen, ob und in welchem Grade die Auffassung und das Verständnis äußerer Eindrücke, ihre Festhaltung in der Erinnerung, die Schnelligkeit des Gedankenablaufes, der Inhalt der Vorstellungsverbindungen, die Übungsfähigkeit und Ermüdbarkeit, die Auslösung von Willensantrieben, die Ausführung einfacher Bewegungen, der feinere Ablauf der sprachlichen und schriftlichen Äußerungen durch krankhafte Einflüsse beeinträchtigt und verändert werden. Besonders wertvoll sind derartige Feststellungen natürlich in den seltenen Fällen, in denen die einwirkende Schädlichkeit eindeutig und uns nach Art und Umfang vollkommen bekannt ist, weil wir hier die Zusammenhänge zwischen Krankheitsvorgang und seinem seelischen Ausdrucke unmittelbar verfolgen können. Das trifft annähernd zu bei den akuten Vergiftungen, beim Kretinismus, allenfalls auch bei der Basedowschen Krankheit und bei herdförmigen Hirnschädigungen, namentlich bei umschriebenen Zerstörungen. Gerade die an verschiedenen Orten durchgeführte genaue psychologische Untersuchung der Hirnverletzten aus dem Weltkriege hat schon eine Menge äußerst wertvoller Beobachtungen ergeben; sie hat zunächst nur den einzigen, schwerwiegenden Mangel, daß sich am Lebenden die Ausdehnung der Hirnschädigung niemals mit Sicherheit beurteilen läßt.

Sind wir demnach hier überall stark vom Zufalle abhängig, der uns gelegentlich einmal gestattet, eine eindeutige Beobachtung zu machen, so bietet sich uns endlich noch die Möglichkeit, beim Menschen **künstlich Störungen des Seelenlebens zu erzeugen** und deren Entwicklung und Ablauf mit Hilfe des psychologischen Versuches im einzelnen zu verfolgen. Natürlich kann es sich dabei immer nur um ganz leichte, rasch ausgleichbare Störungen handeln, aber auch aus ihnen lassen sich unter Umständen Aufschlüsse über die entsprechenden schwereren Erkrankungen ableiten. In erster Linie hat sich die Erforschung der seelischen Giftwirkungen als fruchtbar erwiesen, der Beeinflussung des Seelenlebens durch den Alkohol, durch Schlaf- und Betäubungsmittel, durch Tee und Coffein, Tabak, Morphium und Cocain. Dabei hat sich gezeigt, daß sich die durch Gifte hervorgerufenen Seelenzustände, ganz ähnlich wie die wirklichen Krankheitsbilder, nicht so sehr durch bestimmte Besonderheiten, als vielmehr durch ihre wechselnde Zusammensetzung aus einer Reihe da und dort wiederkehrender Einzelzüge voneinander unterscheiden, dabei aber doch jeder für sich eben durch die ihm eigentümliche Mischung von Störungen scharf gekennzeichnet sind. Die dringend wünschenswerte Fortsetzung dieser Forschungen dürfte, abgesehen von der genaueren Kenntnis der Giftwirkungen selbst, auch zur Klärung unserer allgemeinen Anschauungen über die feineren Unterschiede einander ähnlicher Krankheitsbilder beitragen.

Weiterhin vermögen wir in beschränktem Umfange gewisse Schädigungen durch den Versuch nachzuahmen, denen man vielfach eine erheblichere Bedeutung für die Entstehung seelischer Erkrankungen zugeschrieben hat, namentlich die viel angeschuldigte Überarbeitung, die lange Zeit fortgesetzte körperliche oder geistige Tätigkeit, ferner die Erschöpfung, zu deren Entstehung neben der Überarbeitung noch die gesondert zu betrachtende Einschränkung oder Entziehung des Schlafes, der Nahrung und der Flüssigkeitsaufnahme beitragen kann. Nach allen diesen Richtungen liegen bereits Untersuchungen vor, die einen wesentlichen Einfluß auf unsere Auffassung von den durch Überarbeitung und Erschöpfung erzeugten Geistesstörungen ausgeübt haben. —

Für die Entstehung einer Krankheit, namentlich aber für die Gestaltung des klinischen Bildes, ist außer den einwirkenden Ursachen immer auch der Zustand des Erkrankenden selbst von entscheidender Bedeutung. Das trifft ganz besonders für das Irresein zu, da ein sehr großer Teil der geistigen Störungen aus krankhafter Veranlagung entspringt, die allerdings häufig erst durch ungünstige Lebenseinflüsse geweckt wird. Es ist daher für unsere Wissenschaft äußerst wichtig, ein tieferes Verständnis für die verschiedenen Erscheinungsformen der menschlichen Persönlichkeit zu gewinnen. Zunächst kommen schon die Wandlungen, die der einzelne im Laufe seines Lebens erfährt, in der Häufigkeit und Art der geistigen Erkrankungen verschiedener Altersstufen zum Ausdruck. Während das junge Kind vor allem durch das Eindringen verschiedenartiger Krankheitserreger gefährdet wird, spielen in den Entwicklungsjahren und während des Fortpflanzungsgeschäftes anscheinend innere Umwälzungen im Körperhaushalte eine wichtige krankmachende Rolle. Späterhin überwiegen die durch Lebensschicksale bewirkten Schädigungen, bis endlich das Alter selbst zur Krankheit wird. Beim Kinde trägt das Irresein namentlich die Züge der Entwicklungshemmung, um weiterhin mehr durch Zustände von Verwirrtheit mit lebhaften gemütlichen Schwankungen, Bewußtseinstrübung, Erregung oder Versunkenheit abgelöst zu werden. In den mittleren Jahren tritt dann die Neigung zu Wahnbildungen stärker hervor, noch später das Gefühl der Unzulänglichkeit, endlich das Versagen der geistigen Kräfte, namentlich des Gedächtnisses. Ähnliche Unterschiede finden wir im Verhalten der beiden Geschlechter, wo sie sich natürlich am stärksten in der Zeit zwischen den Entwicklungs- und den Rückbildungsjahren ausprägen. Beim Manne treten als krankmachende Schädlichkeiten vor allem Alkoholmißbrauch und Syphilis hervor, ferner Kopfverletzungen, Unfälle, Morphium und Cocain, endlich die aufreibenden Wirkungen eines angespannten, Schlaf und Ernährung beeinträchtigenden, den Körper verbrauchenden Daseinskampfes. Das Weib dagegen wird in erster Linie durch die aus dem Fortpflanzungsgeschäfte entspringenden körperlichen und seelischen Anforderungen gefährdet, sodann durch gemütliche Erschütterungen, wie sie namentlich auch durch das Liebesleben bedingt werden, durch den Druck unglücklicher Familienverhältnisse oder eines unbefriedigten, kümmerlichen, schutzlosen Daseins.

Gewährt uns die genauere Verfolgung aller dieser Unterschiede, die bisher noch in den ersten Anfängen steckt, lohnende Einblicke in die Entstehungsbedingungen des Irreseins wie in die seelische Verfassung der Altersstufen und Geschlechter, so lassen sich derartige Forschungen noch sehr viel weiter ausdehnen, wenn wir festzustellen suchen, welche psychiatrischen Besonderheiten die verschiedenen Volksstämme und Rassen aufweisen, welchen Einfluß auf Häufigkeit und Form der Geistesstörungen Stadt und Land, Beruf und Lebensgewohnheiten, Bildung und Gesittung ausüben. An eine Bearbeitung dieser Fragen kann erst gedacht werden, seitdem sich unsere Krankheitsbegriffe überhaupt zu klären beginnen; sie ist aber auch jetzt noch mit den allergrößten Schwierigkeiten verknüpft. Vor allem ist es kaum möglich, aus dem unentwirrbaren Zusammenwirken der verschiedensten Einflüsse die Spuren eines einzelnen greifbar herauszuschälen. Die Gruppen, die man vergleichen will, weichen eben regelmäßig nicht nur in einer einzelnen Hinsicht, sondern nach vielen Richtungen von einander ab, und sie pflegen auch in sich niemals so gleichartig zu sein, wie man es zur Erreichung sicherer Ergebnisse wünschen sollte. Trotz alledem erscheint es doch auch heute schon möglich, wenigstens von der Häufigkeit der wichtigsten Krankheitsformen in den einzelnen Bevölkerungsgruppen ein allgemeines Bild zu gewinnen und daraus Schlüsse über die in ihnen wirksamen ursächlichen Bedingungen abzuleiten. Es bedarf nur geeigneter Arbeitskräfte, die sorgsam und geduldig die hierzu notwendige große Zahl zuverlässiger Beobachtungen zusammenbringen und sich durch vorsichtige Würdigung aller Fehlerquellen vor Trugschlüssen zu schützen verstehen.

Reizvoller noch, freilich auch ungleich dornenreicher, ist die weitere Aufgabe, den Beziehungen zwischen der Ausgestaltung der seelischen Krankheitsbilder und der seelischen Eigenart verschiedener Menschengruppen nachzugehen. Es kann ja keinem Zweifel unterliegen, daß sich nicht nur die Welt in verschiedenen Köpfen verschieden malt, sondern daß die Eigenart der seelischen Persönlichkeit auch in ihren Krankheitserscheinungen zum Ausdrucke kommen muß. In der Tat hat sich gezeigt, daß bei weit auseinanderstehenden Völkern nicht nur die Zusammensetzung der Irrenanstaltsbevölkerung wesentlich verschieden sein kann, sondern daß auch die gleichen Krankheitsvorgänge stark voneinander abweichende Bilder hervorbringen können. Der Völkerpsychologie bietet sich hier ein neues, bisher völlig brachliegendes Forschungsgebiet, das ganz ungeahnte Einblicke in den seelischen Aufbau verschiedener Rassen verspricht, aber auch für die Lösung der letzten psychiatrischen Fragen nach dem Zusammenhange zwischen Seelenäußerungen und Gehirnbau von ganz hervorragender Wichtigkeit werden dürfte. Am auffälligsten sind die Unterschiede natürlich bei Völkern, die nach Abstammung und Lebensbedingungen möglichst verschieden sind. Leider sind solche Untersuchungen, die sich auf tiefstehende und hoch entwickelte, auf willensstarke und verweichlichte, künstlerisch und verstandesmäßig veranlagte, naturbeobachtende und grüblerische Völker erstrecken müßte, durch den Weltkrieg auf unabsehbare Zeit unmöglich geworden. Sie werden auch, abgesehen von den großen Kosten und von den gewaltigen Schwierigkeiten der sprachlichen und seelischen Verständigung durch den Umstand stark behindert, daß vergleichbare Ergebnisse eigentlich nur von einem und demselben Beobachter geliefert werden können. Gleichwohl wird es eine ebenso wichtige wie dankbare Aufgabe der Zukunft sein, den Offenbarungen der Volksseele und der Vielfältigkeit ihrer Gestaltungen auch in ihren Krankheitserscheinungen nachzugehen.

Aber auch in begrenzterem Kreise wird es möglich sein, entsprechende Untersuchungen anzustellen. Es liegen bereits eine Reihe von Arbeiten vor, die sich mit den geistigen Erkrankungen der unter uns lebenden Juden im Vergleiche zu der übrigen Bevölkerung beschäftigen und immerhin bemerkenswerte Ergebnisse geliefert haben. Kein Erfahrener wird sich aber auch des Eindruckes erwehren können, daß die Zusammensetzung der Anstaltsbevölkerung und namentlich auch ihr Verhalten in den verschiedenen Gegenden unseres Vaterlandes nicht unerhebliche Abweichungen darbietet. Noch stärker wird dieser Eindruck für denjenigen, der Gelegenheit gehabt hat, Irrenanstalten in anderen europäischen Ländern zu besuchen. Wenn auch die Unterschiede sicherlich weit geringer sind, als beim Vergleiche einander ganz fern stehender Völker, so werden sie sich doch wahrscheinlich leichter festlegen und in Einzelheiten verfolgen lassen. Allerdings wird hier, wo es sich um feinere Abweichungen handelt, der Einfluß äußerer Umstände schwerer ins Gewicht fallen; die Zurückführung der etwa sich herausstellenden Unterschiede auf die seelische Eigenart der verglichenen Stämme und Völker wird also mit besonderer Vorsicht geschehen müssen.

Die letzte Aufgabe, die auf dem hier besprochenen Gebiete der vergleichenden Psychiatrie ihrer Bearbeitung harrt, ist die Feststellung des Einflusses, den die besondere Veranlagung der Einzelpersönlichkeit auf die Neigung zum Irresein und auf dessen Erscheinungsformen ausübt. Von größter Wichtigkeit nach beiden Richtungen ist sicherlich der ursprüngliche seelische Aufbau des Menschen, seine Verstandesentwicklung, seine Gemütsart, seine Willensanlage, die allerdings durch die Lebenseinflüsse bis zu einem gewissen Grade abgewandelt werden können. Zur Kennzeichnung der Persönlichkeit in allen diesen Beziehungen werden wir, soweit es bisher möglich ist, das zergliedernde und messende Hilfsmittel des psychologischen Versuches heranzuziehen haben. Er gestattet uns, wenigstens auf einer Reihe von Seelengebieten die allgemeinen Eindrücke in scharf umrissene Einzelheiten aufzulösen. Am unzugänglichsten für derartige Bestrebungen erweisen sich noch immer die gemütlichen Vorgänge, doch besteht auch hier eine gewisse Aussicht, durch Erforschung der verschiedenartigsten Ausdrucksbewegungen, der Sprache und Schrift, der unwillkürlichen Willensäußerungen, ferner des Pulses, des Blutdruckes, der Atmung, verwertbare Aufschlüsse zu erhalten.

Mit Hilfe solcher Untersuchungen wird es zunächst möglich sein, einen Überblick über die Mannigfaltigkeit der Zusammensetzung gesunder seelischer Persönlichkeiten zu gewinnen. Die Festlegung einer Gesundheitsbreite und der in ihrem Rahmen liegenden Schwankungen wird uns dann den Maßstab für die Umgrenzung und Beurteilung der krankhaften Abweichungen liefern können, wie sie, abgesehen von wissenschaftlichen Gesichtspunkten, auch für viele praktische Zwecke wichtig ist, für die Feststellung der Schulfähigkeit, der Militärtauglichkeit, der Geschäftsfähigkeit, der Zurechnungsfähigkeit. Einen ersten Versuch, derartige Fragen zu lösen, stellt das von Binet und Simon erdachte Verfahren dar, die geistige Leistungsfähigkeit der Kinder verschiedener Altersstufen mit Hilfe ganz einfacher, rein nach der Erfahrung ausgewählter Proben zu kennzeichnen. Die so gewonnene Stufenleiter kann zugleich zur Abgrenzung der Grade des krankhaften Schwachsinns dienen. Da es sich auf sehr umfangreiche Untersuchungen an gesunden Kindern stützt, gibt das Verfahren in der Tat brauchbare Anhaltspunkte für die Beurteilung des geistigen Reifegrades. Es versagt aber leider jenseits des 12.—13. Lebensjahres, da hier die sehr einfachen, keine genaueren Maßbestimmungen gestattenden Proben den rasch wachsenden persönlichen Unterschieden, wie sie durch die Einflüsse der Erziehung, Bildung und der Lebenserfahrungen hervorgerufen werden, nicht mehr zu folgen vermögen. Zudem stellen sie fast ausschließlich Anforderungen an den Verstand, so daß die übrigen Seiten des Seelenlebens kaum berücksichtigt werden. Will man wirklich einen brauchbaren Einblick in die seelischen Leistungen einer entwickelten Persönlichkeit gewinnen, so wird man einen Untersuchungsplan aufstellen müssen, der nach Möglichkeit die verschiedensten seelischen Leistungen umfaßt und scharf umgrenzbare Ergebnisse liefert. Wir dürfen hoffen, auf diesem, allerdings noch ziemlich steinigem Wege allmählich nicht nur die verschiedenen Grade und Spielarten der Verstandesmängel zahlenmäßig kennzeichnen zu lernen, sondern auch für die Unzulänglichkeiten und Abweichungen auf anderen Seelengebieten genauere Ausdrücke zu gewinnen. Die so ungemein wichtigen, ineinander verschwimmenden Formen der Psychopathie werden wohl nur auf diese Weise klare Umrisse und brauchbare Umgrenzungen erfahren können. Diese Arbeit aber bildet wieder die Voraussetzung für die fernste, auf diesem Gebiete zu lösende Aufgabe, die Herstellung einer Beziehung zwischen den nachgewiesenen einzelnen seelischen

Mängeln und ihren mit anderen Hilfsmitteln zu erforschenden körperlichen Grundlagen. —

Das weite Gebiet der Ursachenlehre, das durch solche Erörterungen in unseren Gesichtskreis gerückt wird, bietet deswegen ganz besondere Schwierigkeiten, weil die Schädigungen, die das vorliegende krankhafte Ergebnis verursacht haben, weit zurückliegen und unserer unmittelbaren Einsicht entrückt sind. Nur so viel können wir zunächst sagen, daß die Minderwertigkeit der angeborenen Anlage vor allem auf zwei große Gruppen von Ursachen zurückgeführt werden darf, auf die **erbliche Entartung** und auf **Keimschädigungen**. Die Aufklärung aller dieser Zusammenhänge stellt uns vor weit aussehende Aufgaben. So wird sich die **Erblichkeitsforschung** erst ganz allmählich durch beharrliche Verfolgung langer Reihen von Geschlechtern den Einblick in die verwickelten Gesetze verschaffen können, nach denen krankhafte seelische Anlagen entstehen, sich verstärken, abschwächen, wieder schwinden. Soweit es sich um die Vererbung des Irreseins beim Menschen handelt, ist sie lediglich auf das mühevolle, Jahrzehnte über Jahrzehnte in Anspruch nehmende Sammeln von Beobachtungen angewiesen, aus denen sich dann nach und nach hoffentlich die Grundzüge der Vererbungsgesetze ableiten lassen. Auch hier vermag der Tierversuch ergänzend einzutreten, soweit es sich um allgemeine Fragen, vor allem um die Vererbung erworbener Eigenschaften, handelt, die für die Entstehung der erblichen Entartung natürlich von maßgebender Bedeutung ist.

Sicherlich nicht weniger wichtig ist die Erforschung der **Keimschädigungen**, von denen man wohl annehmen darf, daß sie sich nicht gerade in bestimmten Krankheitsanlagen, sondern mehr in allgemeiner Minderwertigkeit des werdenden Geschöpfes äußern. Soviel wir heute wissen, kommen hier vor allem Alkohol und Syphilis in Betracht. Wahrscheinlich aber sind auch alle möglichen anderen Allgemeinschädigungen des Körpers, soweit sie irgendwie die Geschlechtsdrüsen in Mitleidenschaft ziehen, imstande, den neuen Keim ungünstig zu beeinflussen. Namentlich das große Gebiet der seelischen und körperlichen Entwicklungshemmungen oder **Infantilismen** harrt hier seiner Durchforschung. Da wir Ursache haben, anzunehmen, daß so manche krankhaften Erscheinungen des Entartungsirreseins als Überreste uralter Lebenseinrichtungen anzusehen sind, die nicht, wie beim Gesunden, in den Hintergrund gedrängt oder außer Wirksamkeit gesetzt worden sind, wird sich der Gesichtspunkt der Entwicklungshemmung durch Keimschädigung vielleicht noch fruchtbarer erweisen, als es zunächst den Anschein hat. Ähnliche Wirkungen wird man wohl den Schädigungen zuschreiben dürfen, die nicht die Keimdrüsen selbst, sondern den wachsenden Keim während seiner ersten Entwicklung treffen. Leider sind unsere Kenntnisse über alle diese Zusammenhänge noch äußerst lückenhafte.

Gerade auf diesem Gebiete wird uns wieder der Tierversuch zu Hilfe kommen müssen. Was uns die Natur in gelegentlichen und vieldeutigen Erfahrungen enthüllt, vermögen wir, wenigstens in den Grundzügen, beim Versuche künstlich nachzuahmen und durch willkürliche Abwandlung der Bedingungen von zufälligen Fehlerquellen zu befreien. Eine experimentelle Keimschädigungsforschung, die jedenfalls in großem Maßstabe durchgeführt werden sollte, wird uns somit immerhin die allgemeinen Richtlinien für die Deutung der Beobachtungen am Menschen liefern können. Auf einzelnen Gebieten, so namentlich auf demjenigen des Alkoholismus und des Morphinismus, stellen ja verblendete und willenschwache Menschen an sich selbst in derartigem Umfange Versuche an, daß es nur einer mehr planmäßigen Durchführung entsprechender Tierversuche bedarf, um ohne weiteres das Wesen der hier wirksamen ursächlichen Zusammenhänge klarzulegen. Auch die künstliche Erzeugung der Syphilis bei Tieren wird in diesem Zusammenhange Aufschlüsse liefern können; freilich steht unseren Bestrebungen das stark abweichende Verhalten der Tiere gegenüber dem Krankheitserreger äußerst störend im Wege. —

Die Wirkung aller der Schädlichkeiten, die geeignet sind, die seelische Veranlagung der Menschen ungünstig zu beeinflussen, äußert sich begreiflicherweise nicht ausschließlich, vielleicht nicht einmal am verderblichsten, im Auftreten ausgeprägter geistiger Störungen. Sie kommt vielmehr auch in zahllosen mehr oder weniger auffälligen **Erscheinungen des täglichen Lebens** zum Ausdrucke, soweit sich in ihnen die seelische Verfassung der Volksgenossen ausspricht. Dahin gehören vor allem der Selbstmord, das Verbrechen, die Landstreicherei, die Prostitution, weiterhin aber auch die Häufigkeit und die Beweggründe der Eheschließung, die Neigung, Nachwuchs zu erzeugen und aufzuziehen, die Ergebnisse des Unterrichts in Volksschule, Mittelschule und Hochschule, in beschränktem Sinne auch die Militärtauglichkeit, gewisse Äußerungen des politischen und religiösen Lebens, die Landflucht, die geschäftliche Unternehmungslust, manche Formen künstlerischer Betätigung und vieles mehr. Mögen auch überall ganz andersartige Ursachen, namentlich wirtschaftliche Verhältnisse, eine sehr große, ja vielfach durchaus entscheidende Rolle spielen, so läßt sich doch nicht verkennen, daß der ursprüngliche Seelenzustand der Menschen und ihre Verarbeitung der Lebensereignisse dabei nicht gleichgültig sein kann, und daß sich Unzulänglichkeiten der Massenveranlagung hier und dort in ungünstigen Ausschlägen widerspiegeln müssen.

Die genaue Beachtung und Verfolgung solcher Erscheinungen gewährt uns demnach einen gewissen Einblick in die Wandlungen der

Volksseele. Wir dürfen uns vorstellen, daß in ihr dauernd zwei verschiedenartige Reihen von Vorgängen sich abspielen, von denen die einen eine Fortentwicklung der Leistungs- und Widerstandsfähigkeit bedeuten, während die anderen der Entstehung und Ausbildung solcher Eigenschaften Vorschub leisten, die eine Erreichung der allgemeinen Lebensziele erschweren oder unmöglich machen. Die Überwachung und richtige Deutung der angeführten Äußerungen der Volksseele gibt uns unter diesem Gesichtspunkte ein Mittel an die Hand, zweckwidrige und darum gefährliche Veränderungen ihres Verhaltens rechtzeitig zu erkennen und womöglich zu bekämpfen.

Die Bedeutung solcher, vom Standpunkte der Seelenheilkunde in großem Maßstabe durchgeführten Untersuchungen kann gar nicht hoch genug eingeschätzt werden. Eine Massenpsychiatrie, der das Werkzeug der Statistik in weitestem Umfange zur Verfügung stände, müßte uns die Richtlinien für eine seelische Volksgesundheitslehre, für eine vorbeugende Bekämpfung aller jener Schäden liefern, die wir unter der Bezeichnung der seelischen Entartung zusammenfassen. Sie erst ermöglicht uns ein Urteil über den Umfang der bestehenden Schäden, über die Schnelligkeit ihrer Ausbreitung, die Wirksamkeit der getroffenen Gegenmaßregeln. Sie verschafft uns die Nachrichten, die uns auf heranziehende Gefahren aufmerksam machen, uns warnen, zu tatkräftigem Handeln anspornen und uns beruhigen, wenn es uns gelungen ist, die bedrohlichen Erscheinungen einzudämmen. Unser wirtschaftliches Leben hat sich längst die Einrichtungen geschaffen, die es gestatten, alle für sein Gedeihen wichtigen Vorgänge auf der ganzen Erde fortlaufend genau zu verfolgen. Wir verfügen auch über eine Medizinal-, Kriminal-, Bevölkerungsstatistik usf. Was uns fehlt, ist eine Zusammenfassung aller Erhebungen, die uns unter einheitlichem Gesichtspunkte einen Einblick in die Schwankungen der seelischen Volksgesundheit ermöglichen könnten.

Bevor nicht eine derartige Einrichtung getroffen wird, ist es nicht möglich, die allerwichtigste Frage auf diesem Gebiete zu beantworten, die in gewissem Sinne über unser ganzes zukünftiges Schicksal entscheidet. Offenbar hängt für das Gedeihen eines Volkes alles davon ab, ob in ihm die schädigenden oder die kräftigenden Einflüsse des Daseins auf die Dauer die Oberhand behalten. Im ersteren Falle wird es früher oder später seine Stellung in der Welt einbüßen, während es im letzteren dauernd blühen und gedeihen kann. Es fehlt bekanntlich nicht an Stimmen, die das erstere Schicksal als eine Art Naturnotwendigkeit betrachten; sie können sich dabei auf zahlreiche Beispiele in der Geschichte stützen, die dafür sprechen, daß jedem Aufstiege der Völker schließlich wieder ein Abstieg folgt. Daß solche Schicksale in erster Linie durch die seelische Verfassung der Völker und deren Wandlungen bestimmt werden, dürfte kaum bestritten werden. Es ist daher von der allergrößten Bedeutung, darüber klar zu sehen, ob die in keinem Volkskörper fehlenden seelischen Krankheitserscheinungen sich in mäßigen Grenzen halten und zurückgedämmt werden können, oder ob sie sich ausbreiten und verstärken.

Diese Frage bedarf besonders deswegen ernstester Prüfung, weil vielfach die Vermutung ausgesprochen worden ist, daß gerade der Fortschritt der Gesittung die Entwicklung jener seelischen Krankheitserscheinungen begünstige. Wäre das der Fall, so müßten wir zu dem erschreckenden Schlusse kommen, daß die Verfolgung unserer höchsten Menschheitsziele uns mit Sicherheit dem Verderben entgegenführe. Es gibt in der Tat eine Reihe von Gründen, die sich für eine derartige Anschauung ins Feld führen lassen. Klar auf der Hand liegt es, daß unsere Gesittung der natürlichen Auslese, die nur die Tüchtigsten erhält und zur Fortpflanzung zuläßt, wirksam entgegenarbeitet. Alle die zahlreichen Schöpfungen menschlichen Mitleids, die darauf abzielen, auch das Leben der Kranken, Schwachen, Untauglichen nach Möglichkeit zu erhalten und menschenwürdig zu gestalten, haben ohne Zweifel die unerfreuliche Folge, daß sich unserem Nachwuchse dauernd ein breiter Strom minderwertiger Keime beimischt, der eine Verschlechterung der Rasse bedeutet. Je vollkommener uns also die Erfüllung unserer Menschenpflicht gegen die Elenden, Verirrten und Hilflosen gelingt, desto nachhaltiger schädigen wir die Kraft unseres Volkstumes.

Man wird ferner zu erwägen haben, ob nicht die höhere Kultur eines Volkes unmittelbar das Auftreten seelischer Krankheitserscheinungen begünstige. Auf der einen Seite läßt sich nicht verkennen, daß die bedingungslose Hingabe an erhabene, weit über die eigene Person hinausreichende Ziele, wie sie Religion und Sittlichkeit von uns fordern, geeignet ist, die feste Grundlage unseres Daseins, den Selbsterhaltungstrieb, zu erschüttern und zu schwächen. So entsteht die Gefahr, daß die Besten und Edelsten ihre Kräfte und ihre Gesundheit zugunsten derer aufopfern, die in erster Linie geneigt sind, für sich selbst und ihre Bedürfnisse zu sorgen. Die Bedingungen für Gedeihen und Fortpflanzung können sich dadurch gerade für sie besonders ungünstig gestalten. Daß unter diesem Gesichtspunkte auch die kirchlichen Eheverbote der Rasse kostbaren Nachwuchs entziehen, kann nicht übersehen werden. Weiterhin aber liegt die Vermutung nahe, daß ein Werkzeug unseres Körpers um so empfindlicher wird, je feiner und verwickelter sich seine Leistungen gestalten. Einmal wird schon eine leichte Schädigung weit auffälligere und schwerer ausgleichbare Störungen hervorrufen. Sodann aber drängt die auf höhere geistige Ziele gerichtete Entwicklung naturgemäß jene Einrichtungen zurück, die in erster Linie der Aufrechterhaltung des Lebens und der Gesundheit dienen. Darum finden wir bei besonders hoher Begabung in der Regel nicht nur Einseitigkeit, sondern vielfach auch Mängel, die der Erreichung der nächstliegenden allgemeinen Lebensziele äußerst hinderlich sein können. Namentlich die Abschwächung und Unterdrückung unseres Trieblebens, der tierischen Grundlagen unseres Daseins, wird durch das Hinausstreben über die Befriedigung der unmittelbarsten Bedürfnisse bewirkt. Die uralten, erprobten Führer durch die Fährlichkeiten des Daseins, der Selbsterhaltungs- und Fortpflanzungstrieb, das Nahrungs- und Schlafbedürfnis, der Freiheitsdrang, verlieren für den Kulturmenschen ihre zwingende Gewalt, ohne immer durch andere seelische Kräfte genügend ersetzt zu werden.

Einen erheblichen Einfluß übt die fortschreitende Gesittung auch auf die Ausbildung unseres Willens aus. Indem sie die Befriedigung unserer Bedürfnisse und die Sicherung unseres Lebens in weitgehendem Maße gewährleistet, erspart sie uns den täglichen, unseren Selbsterhaltungstrieb immer wieder anstachelnden und stählenden Kampf um die Grundlagen unseres Daseins. Auf der anderen Seite schränkt sie von der frühesten Jugend an alle unsere Willensäußerungen durch Erziehung, Schule, religiöse Gebote, Sitte, Lebensregeln, Gesetze, Vorschriften und Pflichten aller Art auf Schritt und Tritt ein, so daß wir im menschlichen Zusammenleben keine anderen als streng vorgeschriebene Wege gehen können, ohne sofort mehr oder weniger derb an die Rücksicht auf unsere Genossen erinnert zu werden. Diese „Zähmung" ist nur möglich durch die Entwicklung einer Unzahl von inneren Bindungen, die sich der ungebändigten Triebkraft des Willens immerfort entgegensetzen. Aus ihnen erwachsen Pflichtgefühl und Gewissenhaftigkeit, aber auch eine der verbreitetsten Eigenschaften des gesitteten Menschen, die Ängstlichkeit und Bedenklichkeit, sowie das Heer der lähmenden Zweifel und der Selbstvorwürfe, die in unseren Krankheitsbildern, im Gegensatze zu denen der Naturvölker, eine so große Rolle spielen.

Man wird diesen Erwägungen mit Recht entgegenhalten können, daß sie zum großen Teile eben nur Überlegungen sind, deren Tragweite sich gar nicht abschätzen lasse. Vor allem aber wird sich geltend machen lassen, daß den angeführten Schädigungen zugleich Gewinne entsprechen, die möglicherweise für die Tüchtigkeit unseres Volkes viel höher einzuschätzen sind, als die ungünstigen Einflüsse. Wenn es auch wenig bedeuten mag, daß sich unter den Schwachen, die unser Mitleid heute dem Leben erhält, so manche wertvolle Persönlichkeit befinden kann, wird doch der Ausbau unserer sozialen Fürsorge den Gesamtzustand unseres Volkskörpers wesentlich heben, so daß demgegenüber die Fortpflanzung der Untauglichen vielleicht gar nicht ins Gewicht fällt. Sie weckt ferner sittliche Kräfte in den Massen, die wieder die

Sicherung gegen große gemeinsame Gefahren erhöhen. Dieselbe Wirkung kommt der religiösen und sittlichen Erziehung überhaupt zu, indem sie den einzelnen befähigt, alle seine Kräfte, ja sein Leben in den Dienst der Gesamtheit zu stellen und dadurch ihr Gedeihen zu fördern. Die höhere Hirnentwicklung und die damit verbundene Arbeitsteilung im Einzelhirn wie unter verschiedenen Persönlichkeiten ermöglicht auch sehr viel höhere und vielseitigere Leistungen und kann dadurch einen vollkommeneren Schutz gegen die Gefahren des Daseins gewähren, als das blinde Walten der Naturtriebe. Die Bindung des Willens endlich lenkt das Handeln planmäßig in Bahnen, die dem Gemeinwohl förderlich sind, beseitigt innere Reibungen und Kämpfe und gibt dadurch dem Gemeinschaftswillen diejenige Zielsicherheit und Wucht, die sonst unerreichbar wäre. Wer will hier ohne weiteres entscheiden, ob die entartenden oder die ertüchtigenden Wirkungen aller dieser Einflüsse auf das Seelenleben unseres Volkes überwiegen?

Einfacher liegt die Entscheidung hinsichtlich einiger weiterer Umstände, die mit dem Fortschreiten der Gesittung verknüpft sind. Die Verfeinerung der äußeren Lebensbedingungen, die mühelose Erreichbarkeit aller möglichen Genüsse und Bequemlichkeiten führt zur Gewöhnung an eine Unzahl überflüssiger Bedürfnisse, deren Entbehrung als ernste Störung des körperlichen und seelischen Wohlbehagens empfunden wird. Durch diesen Vorgang der Verweichlichung entwickelt sich, abgesehen von der körperlichen Verzärtelung, eine hilflose Abhängigkeit von den Einflüssen der Umwelt und eine Bindung des Willens, die ihn zur Anpassung an neue Anforderungen, zur Überwindung von Schwierigkeiten, zum Ausgleichen von Schädlichkeiten, zu tatkräftiger Selbsthilfe mehr und mehr unfähig macht. Die natürlichen Waffen gegen die Unbilden des Lebens verkümmern auf diese Weise, eine Wandlung, die für die Aufrechterhaltung des seelischen Gleichgewichts nicht ohne verderblichen Einfluß bleiben kann.

Das Gegenstück zu dieser Verweichlichung ist die Verelendung, die in ihren schlimmsten Formen ebenfalls eine Begleiterscheinung der Kulturentwicklung bildet. Wohl hat es zu allen Zeiten Armut und Not gegeben, und die Kärglichkeit der Lebensführung ist gewiß bei vielen Naturvölkern größer, als bei unseren Ärmsten. Was aber der Verelendung des Kulturmenschen den verhängnisvollen Stempel aufdrückt, das ist der Verlust der Freiheit, der engen Beziehungen zur Natur, des reichlichen Genusses von Licht und Luft. Diese Form der Verkümmerung steht selbstverständlich in engster Beziehung zu der seit einem Jahrhundert mit unheimlicher Schnelligkeit fortschreitenden Großstadtbildung. Das Dasein des im Broterwerbe sich aufreibenden, durch die Enge des Zusammenlebens auf das äußerste eingeschränkten Großstadtarbeiters, dem die freie Bewegung in der weiten

Natur, in Sonne und Wind nur ganz ausnahmsweise und für kurze Stunden erreichbar ist, entfernt sich so weit von den grundlegenden Erfordernissen körperlichen und seelischen Gedeihens, daß wir uns über die bekannten bedenklichen Folgen derartiger Lebensverhältnisse nicht wundern dürfen. Sie werden noch erheblich verschlimmert durch weitere unerfreuliche Begleiterscheinungen der Großstadt, die allgegenwärtige Verführung zu vorzeitigen, Leib und Seele vergiftenden Genüssen und zu gesellschaftsfeindlichem Handeln, ferner durch die Verbreitung der Geschlechtskrankheiten und des Alkoholmißbrauches mit ihren verderblichen Folgen. Es kann demnach nicht zweifelhaft sein, daß die Großstadtbildung in ihrer heutigen Form eine Reihe schwerer Schädlichkeiten in sich schließt, die nicht die körperliche, sondern ganz gewiß auch die seelische Gesundheit empfindlich bedrohen.

Eine weitere unheilvolle Folge namentlich unseres wirtschaftlichen Gedeihens ist die Überschätzung des Besitzes. Abgesehen davon, daß sie in weitem Umfange den Gelderwerb zum Ziele höchsten Strebens macht und damit der rücksichtslosen Ausnutzung eigener und fremder Volkskraft, andererseits der Verweichlichung Vorschub leistet, übt sie auch einen sehr unerwünschten Einfluß auf die natürliche Zuchtwahl aus. Es bedarf leider keines ausführlichen Beweises, daß bei der Eheschließung ganz allgemein weit weniger die persönliche Eignung des Partners, seine Gesundheit und Tüchtigkeit, als seine äußere Lebensstellung und vor allem sein Besitz ausschlaggebend zu sein pflegen. Diese Zurückdrängung der daseinswichtigen Eigenschaften aus ihrer maßgebenden Bedeutung für das Fortpflanzungsgeschäft muß stetig zu einer Verschlechterung der Rasse führen und der Vererbung zweckwidriger Anlagen Vorschub leisten.

Glücklicherweise stehen allen diesen ungünstigen Einflüssen zahlreiche Einrichtungen unseres Kulturlebens gegenüber, die geeignet sind, ihre Tragweite zu verringern. Vor allem ist hier das Anstaltswesen zu nennen, das alle schwerer geistig Erkrankten wirksam von der Fortpflanzung ausschließt. Man darf wohl ferner annehmen, daß die sich immer mehr ausbreitende Fürsorge für Kranke, Schwache, Hilflose und Gefährdete, wenn sie auch manches untaugliche Glied erhält, doch vielfach schwerere Schädigung verhütet sowie Gesundung und Kräftigung ermöglicht. Auch der zielbewußte Kampf gegen Alkoholismus und Geschlechtskrankheiten ist gewiß nicht ohne Wirkung. Gleiches gilt von den Bestrebungen zur Milderung des Großstadtelends, von der Gartenstadt- und Bodenreformbewegung, dem Ferienkolonienwesen, der Einrichtung von Heimgärten, der Verbesserung der Wohnungsverhältnisse. Vor allem sind aber hier jene Bestrebungen zu nennen, die eine körperliche Kräftigung der Massen, Stählung des persönlichen Mutes, der Ausdauer und Widerstandsfähigkeit, Erziehung zur

Bedürfnislosigkeit und enge Berührung mit der Natur zum Ziele haben. Sicherlich hat nach allen diesen Richtungen die allgemeine Wehrpflicht eine ungeheure Bedeutung für unser Volk gehabt. In gleichem Sinne arbeiten das Turnen, die Leibesübungen aller Art, die Wehrkraft- und Wandervogelbewegung, die Landerziehungsheime.

So wird der geistige Gesundheitszustand unseres Volkes in jedem Abschnitte seines Daseins bestimmt durch das Zusammenwirken einer langen Reihe verwickelter, sich gegenseitig unterstützender, durchkreuzender und widerstreitender Einflüsse. Niemand vermag zu sagen, wohin das Ergebnis sich neigt. Auf der einen Seite kann man hinweisen auf die Seltenheit von geistigen Erkrankungen bei Tieren und bei Naturvölkern, auf das riesenhafte Anwachsen der versorgungsbedürftigen Irren bei allen Kulturvölkern, auf die Zunahme des Selbstmordes, des Verbrechens, der Trunksucht, der Syphilis in den großen Mittelpunkten der gesitteten Länder, auf die mannigfaltigen Verstiegenheiten im künstlerischen, religiösen, politischen Leben, an denen unsere Zeit so reich ist. Demgegenüber läßt sich geltend machen, daß Krankheit und Elend früher vielleicht schlimmer und verbreiteter waren als jetzt, nur weniger erkannt und vor allem bekämpft wurden, daß die großen geistigen Epidemien des Mittelalters heute nicht mehr möglich wären, daß so manche unerfreuliche Erscheinungen unseres Gesellschaftslebens mehr auf die Erschwerung des Daseinskampfes, als auf eine Entartung der Volksseele zurückzuführen seien, daß Aberglaube und Verbohrtheit in vergangenen Jahrhunderten eine weit größere Rolle gespielt haben als jetzt, daß endlich die unvergleichlichen Leistungen unseres Zeitalters auf allen Gebieten menschlicher Arbeit, insbesondere auch unsere Kriegstüchtigkeit jeden Gedanken an eine Verschlechterung unserer seelischen Eigenschaften ohne weiteres beseitigen müsse.

Die Entscheidung können in dieser Grundfrage unseres völkischen Daseins nur Tatsachen bringen, über die wir heute erst in ganz unzulänglichem Maße verfügen. Wohl werden eine Menge von Erhebungen durch die verschiedensten Behörden angestellt, die für die Beurteilung der seelischen Volksgesundheit von größter Wichtigkeit sind. Abgesehen von der trostlos verkümmerten eigentlichen Irrenstatistik, kommen die Beurkundungen der Standesämter über Eheschließungen, Kinderreichtum, Kindersterblichkeit und Todesursachen, namentlich auch die Selbstmordhäufigkeit in Betracht, die Berichte der Schulen über Schulfähigkeit und Schulerfolge, die militärischen Stammrollen und Straflisten, die gesamten Polizei- und Gerichtsakten, die eine unerschöpfliche Fundgrube für die verschiedenartigsten Krankheitserscheinungen am Volkskörper darstellen, ferner die Aufstellungen der Krankenhäuser und Krankenkassen sowie der Siechenanstalten über Gehirn- und Nervenkrankheiten, über Alkoholismus und

Syphilis, endlich die Angaben der Volkszählungen über die Schichtung der Bevölkerung, ihre Absterbeordnung, ihre Verteilung auf Stadt und Land, ihre Seßhaftigkeit. Daß daneben auch noch aus manchen anderen Quellen geschöpft werden kann, daß namentlich Vorgänge im Wirtschaftsleben die Verfassung der Volksseele widerspiegeln oder beeinflussen können, soll nur angedeutet werden.

Dagegen sei noch kurz auf die Aufschlüsse hingewiesen, die eine **genaue persönliche Durchforschung umschriebener Bevölkerungsgruppen** für die besprochenen Fragen liefern kann. Das Auftauchen und Vergehen der Geschlechter, ihr Aufsteigen und ihr Herabsinken, ihre Schicksale und Wandlungen im Laufe der Zeiten geben uns vielfach einen weit tieferen Einblick in die ursächlichen Zusammenhänge zwischen den Einflüssen der Umwelt und dem seelischen Gedeihen der Menschen, als das zahlenmäßige Verhalten der Massen.

Heute ist leider von einer Zusammenfassung der an sich schon vorhandenen Nachrichten über den seelischen Zustand unseres Volkes noch gar keine Rede. Die Psychiatrie darf aber nicht müde werden, immer wieder zu betonen, daß hier eine gewaltige Aufgabe vor uns liegt, deren Bewältigung unabweisbare Notwendigkeit ist. Durch sorgfältige Bearbeitung und fortlaufende Prüfung aller erreichbaren Tatsachen, aus denen sich Anhaltspunkte für den Stand der geistigen Volksgesundheit ableiten lassen, müssen wir uns dauernd ein klares Bild von den Wirkungen der entartenden und ertüchtigenden Einflüsse unserer jeweiligen Lebensverhältnisse verschaffen, um aus ihm die Maßregeln abzuleiten, die uns ermöglichen, rechtzeitig drohenden Gefahren zu begegnen. Welches Volk möchte in den pfadlosen Ozean der Zukunft ohne einen Kompaß hinausfahren, dessen Schwankungen ihm zeigen, wann es die Richtung auf das Ziel verloren hat und dem Untergange zusteuert? —

Das letzte und höchste Ziel aller medizinischen Forschung ist die **Bekämpfung der Krankheiten.** Den sichersten Zugang zu ihm bildet die Aufdeckung der Krankheitsursachen. Kennt man diese, so steht man vor der Frage, ob man sie zu beseitigen vermag oder nicht. Es gibt schon heute weite Gebiete der Seelenheilkunde, wo ersteres grundsätzlich möglich ist. Das gilt vor allem von den gewohnheitsmäßigen Vergiftungen durch Alkohol, Äther, Morphium, Cocain. Hier ist für die Wiederherstellung der Gesundheit nichts nötig, als die Verhinderung weiterer Giftzufuhr. Voraussetzung ist dabei allerdings, daß sich nicht schon unheilbare Dauerwirkungen der Gifte herausgebildet haben. Daraus ergibt sich, daß unser Eingreifen um so aussichtsreicher ist, je früher es erfolgt. Unser Handeln ist daher klar vorgezeichnet. Die Forschung hat hier höchstens noch die Aufgabe, die Zusammenhänge zwischen Ursachen und Krankheitserscheinungen im einzelnen über allen Zweifel festzulegen und damit die Notwendigkeit der ärztlichen Maßregeln zu begründen. Ähnlich, wenn auch viel weniger einfach, liegen die Dinge beim Kretinismus und bei der Basedowschen Krankheit sowie bei der Syphilis. Welche Schritte wir hier überall zu tun haben, um das ärztliche Ziel zu erreichen, ist uns bekannt, obgleich wir von einem befriedigenden Verständnisse der sich abspielenden Krankheitsvorgänge noch weit entfernt sind. Namentlich bei der Syphilis entspricht aber auch die Wirksamkeit der uns zu Gebote stehenden Heilverfahren durchaus noch nicht voll unseren Wünschen. Selbst wenn wir rechtzeitig eingreifen können, was natürlich für jede Behandlung oberste Bedingung ist, versagen unsere Mittel immer noch allzu häufig. Allerdings hat uns hier die an Ehrlichs Namen geknüpfte planmäßige Forschung mit Hilfe des Tierversuches große Fortschritte gebracht, und wir dürfen hoffen, daß wir auf dem eingeschlagenen Wege weitere Erfolge erzielen werden.

Wo wir die wahre Krankheitsursache kennen, ist vielfach auch die wirksamste und befriedigendste Art der Bekämpfung möglich, die Vorbeugung. Freilich reichen die uns hier entgegentretenden Aufgaben nach den verschiedensten Richtungen über das ärztliche Können hinaus und erfordern die Mitwirkung weitester Kreise, ja des gesamten Volkswillens. Auch wenn an und für sich die zum Ziele führenden Maßnahmen einfach und selbstverständlich sind, wie bei der Verhütung der gewohnheitsmäßigen Vergiftungen und der Syphilis, der erblichen Entartung, stellen sich doch ihrer Durchführung die allergrößten Hindernisse entgegen, wie sie aus Volkssitten, Vorurteilen, Unkenntnis, gefährdeten Interessen, Ablehnung jedes Eingriffes in die persönliche Freiheit hervorgehen. Da diese Widerstände nicht sowohl in verständigen Überlegungen als in gefühlsmäßigen Neigungen und Abneigungen verankert zu sein pflegen, so sind sie für rein sachliche, wissenschaftliche Beweisgründe leider weniger zugänglich, als man wünschen sollte. Weit überzeugender wirkt das persönliche Erlebnis des einzelnen, aber es hilft uns nicht viel, wo es erforderlich ist, die Massen zu einheitlichem Handeln zu veranlassen. Gerade hier kann vielleicht die demographische Forschung, die Aufdeckung der Krankheitserscheinungen am Volkskörper, wirksam einsetzen, indem sie jedem Volksgenossen mit besonderer Eindringlichkeit die Gefahren vor Augen führt, die auch seiner eigenen Wohlfahrt aus einer Verschlechterung der Rasse drohen.

Wesentlich schwieriger noch wird unsere Aufgabe, wo wir es nicht mit eindeutigen, greifbaren Schädlichkeiten zu tun haben, die durch ganz bestimmte Maßregeln bekämpft werden müssen, sondern wo eine allgemeine Regelung der gesamten Lebensführung angestrebt werden muß, um Ursachen oder doch wenigstens Hilfsursachen des Irreseins zu beseitigen. Abgesehen von manchen, wohl auch für die Entstehung seelischer Störungen nicht ganz gleichgültigen Allgemeinerkrankungen, wie die Rachitis, Skrofulose, Chlorose, dürfte namentlich das frühzeitige Versagen der körperlichen und geistigen Leistungen und die damit oft in Verbindung stehende Arteriosklerose wesentlich durch die Lebensbedingungen gefördert werden, wie sie sich dem einzelnen mit oder ohne sein Zutun gestalten. Da wir hier mit langsam und unauffällig wirkenden Einflüssen zu rechnen haben, ist es schwer, ihre Bedeutung richtig zu erkennen und darzutun. Dennoch wird es eine unserer wichtigsten Aufgaben sein müssen, die Richtlinien für eine seelische Gesundheitslehre aufzustellen, die es ermöglicht, Leistungs- und Widerstandsfähigkeit der Seele vor den drohenden Gefahren des Lebens zu schützen, sie in weiten Grenzen zu entwickeln und zu erhalten. Neben dem Tierversuche, der es uns gestattet, die Wirkungen verwickelter Verhältnisse einigermaßen in ihre Einzelheiten aufzulösen, wird hier vor allem auch der psychologische Versuch am Menschen in Betracht kommen, da er uns die ersten, leisen Störungen des psychischen Verhaltens unter dem Einflusse bestimmter Schädlichkeiten aufdecken kann, lange bevor sie krankhaftes Ausmaß gewinnen.

Auch wo wir die Ursachen des Irreseins kennen, sind wir nur allzuoft nicht einmal grundsätzlich imstande, sie zu beseitigen oder zu verhüten. Weit bedenklicher ist es jedoch, daß uns für die große Mehrzahl aller schwereren Geisteskrankheiten noch jede Klarheit, ja vielfach auch jede begründete Vermutung über die Entstehungsbedingungen des Leidens fehlt. So lange uns hier nicht die Ursachenlehre die nötigen Angriffspunkte für unser ärztliches Handeln liefert, sind wir rein auf ein planloses Herumprobieren angewiesen, das selbstverständlich wenig Aussicht auf Erfolg bietet. Daß es trotzdem auch einmal glücken kann, zeigt das Beispiel der Epilepsie. Die bisher wirksamsten Behandlungsmittel der Krankheit, so das Brom und das Luminal, wurden nicht auf Grund unserer auch heute noch äußerst unzulänglichen Kenntnis von Ursachen und Wesen des Leidens, sondern rein zufällig aufgefunden. Dem entspricht vielleicht die Tatsache, daß unsere Heilerfolge, wenn auch unbestreitbar, so doch wenig befriedigend geblieben sind. Gänzlich versagt haben bisher alle Behandlungsversuche bei der hauptsächlich unsere Irrenanstalten füllenden Form des Irreseins, bei der Dementia praecox, über deren Entstehungsbedingungen noch immer das tiefste Dunkel liegt. Die durch mancherlei Erwägungen nahegelegte Meinung, daß es sich hier um fehlerhafte Blutmischung infolge von Störungen innerer Drüsentätigkeit handle, ist bisher durch Heilerfolge bei Einverleibung dieser oder jener Drüsensäfte nicht gestützt worden. Kaum viel besser sind wir bei der schwersten aller Geisteskrankheiten, bei der Paralyse, daran, obgleich deren ursächlicher Zusammenhang mit der Syphilis völlig zweifellos ist. Alle Versuche, das Leiden mit den gewöhnlichen Heilmitteln der Syphilis wirksam zu bekämpfen, sind leider bisher fehlgeschlagen. Nur die eine, noch nicht ganz gesicherte Hoffnung ist uns geblieben, daß es gelingen könne, ihr Entstehen durch rechtzeitige gründliche Behandlung der Syphilis in größerem Umfange zu verhüten. Wir werden, wie ich glaube, damit rechnen müssen, daß sich uns ein wirklich zuverlässiger Weg zur Bekämpfung der furchtbaren Krankheit erst dann eröffnen wird, wenn wir über die Art ihres Zusammenhanges mit dem Grundleiden volle Klarheit erlangt haben werden.

Unter diesen Umständen sind wir heute und wohl noch auf lange Zeit darauf angewiesen, uns bei der überwiegenden Mehrzahl unserer Kranken mit einer Bekämpfung der Krankheitserscheinungen zu begnügen. Das gilt namentlich für eine der allergrößten Gruppen der Hilfesuchenden, für die manisch-depressiven Kranken. Da uns zur Zeit jeder Einblick in die sich hier oft sehr stürmisch abspielenden körperlichen Umwälzungen fehlt, haben wir auch keine Möglichkeit, sie entscheidend zu beeinflussen. Immerhin braucht die Forschung auch dort nicht die Hände in den Schoß zu legen, wo wir nur die Krankheitserscheinungen zu mildern vermögen, ohne sie in ihren Wurzeln anzugreifen. Die lange Reihe der Beruhigungs- und Schlafmittel wie aller sonstigen Verfahren, durch die wir die Leiden unserer Kranken verringern, ist in erster Linie durch die tastende Erfahrung gefunden worden, die unzählige Irrwege eingeschlagen, aber dabei auch manche richtige Pfade entdeckt hat. Hier gilt es, zunächst unsere Kenntnis von der Wirkungsweise unserer Behandlungshilfsmittel durch immer mehr verfeinerte Versuche an Tieren und Menschen zu vertiefen. Auf Grund dieser Erfahrungen wird es möglich sein, neue Heilverfahren aufzufinden, die noch zielsicherer dem erstrebten Zwecke angepaßt sind und bei größter Wirksamkeit die Unzuträglichkeiten und Gefahren unseres heutigen ärztlichen Rüstzeuges nach Möglichkeit vermeiden.

So sehr wir aber auch bemüht sein müssen, der nächsten, tagtäglich an uns herantretenden Aufgabe, einer Linderung der Krankheitserscheinungen, gerecht zu werden, so wenig dürfen wir dabei das Hauptziel, die ursächliche Bekämpfung des Irreseins, aus den Augen lassen. Niemand vermag heute zu übersehen, ob und wie weit unseren Bestrebungen in dieser Richtung Erfolg beschieden sein wird. Wenn wir aber irgendwo vorwärtskommen können, so ist leider nicht anzunehmen, daß es durch einen besonders glücklichen Zufall oder durch eine geistreiche Eingebung geschehen wird. Vielmehr werden wir uns darauf einrichten müssen, daß jede Annäherung an das uns vorschwebende Ziel nur durch unermüdliche, sorgsame und umfassende Arbeit wird erreicht werden können. Auch das ist ausgeschlossen, daß ein einzelner, und stehe er geistig noch so hoch, jemals imstande wäre, die uns überall entgegenstarrenden Rätsel zu lösen. Unter allen Umständen wird es einer weitgehenden Arbeitsteilung, des Zusammenwirkens zahlreicher Kräfte bedürfen, die von den verschiedensten Seiten her die großen Fragen unserer Wissenschaft in Angriff nehmen.

Diese Voraussetzungen zu erfüllen, war bisher nur in ganz unzulänglicher Weise möglich. Es war nur ein kleines Häuflein von Forschern, die in Kliniken und Anstalten neben den drängenden Aufgaben des Tages die Muße zu wissenschaftlicher Tätigkeit und zugleich die Befähigung besaßen, eigene Wege zu gehen. Ihre Stellungen waren meist untergeordnet und schlecht bezahlt, nur auf kurze Dauer berechnet. Außerdem mußte sie die Rücksicht auf ihre spätere Laufbahn in der Regel davon abhalten, sich allzusehr in ein Sondergebiet der Forschung zu vertiefen, für dessen weitere Bearbeitung ihnen ohnedies kaum Zeit blieb, wenn sie einmal eine gewisse dienstliche und wirtschaftliche Selbständigkeit erreicht hatten. Endlich standen ihnen für ihre Arbeit fast überall ungenügende Räume, kärgliche Mittel sowie mangelhafte Hilfskräfte und Einrichtungen zur Verfügung. Nach allen diesen Richtungen hin wird die Errichtung und der erhoffte Ausbau der Deutschen Forschungsanstalt für Psychiatrie Wandel schaffen. Nachdem durch sie die äußeren und inneren Vorbedingungen für erfolgreiche Bearbeitung zahlreicher wichtiger Fragen unseres Wissensgebietes gegeben sind, dürfen wir mit Vertrauen in die Zukunft blicken. Mag auch die Lösung der vor uns liegenden Aufgaben weit schwieriger sein, als wir heute ahnen, so sind wir doch jetzt in den Stand gesetzt, ihre Bewältigung planmäßig in Angriff zu nehmen. Die äußeren, den Mut lähmenden, die Kräfte zersplitternden Hindernisse lassen sich mehr und mehr aus dem Wege räumen. An den inneren Schwierigkeiten der Sache aber wird unsere Leistungsfähigkeit sich üben und wachsen Was überhaupt erreichbar ist, kann so erreicht werden, sei es wissenschaftliche Erkenntnis, sei es befreiende ärztliche Tat.

Verlag von Julius Springer in Berlin W 9

Hundert Jahre Psychiatrie
Ein Beitrag zur Geschichte menschlicher Gesittung
Von Prof. **Emil Kraepelin**
Mit 35 Textabbildungen. 1918. Preis M. 2.80

*Beiträge zur Frage nach der Beziehung zwischen klinischem Verlauf und anatomischem Befund bei Nerven- und Geisteskrankheiten
Bearbeitet und herausgegeben von
Franz Nissl, Heidelberg

*Erster Band. Heft 1. Mit 34 Textabbildungen. 1913. Preis M. 2.40
*Erster Band. Heft 2. Zwei Fälle von **Katatonie mit Hirnschwellung**
Mit 48 Textabbildungen. 1914. Preis M. 2.80
*Erster Band. Heft 3. Ein Fall von **Paralyse mit dem klinischen Verlauf einer Dementia praecox.** Zwei Fälle mit „akuter Erkrankung" der Nervenzellen
Mit 59 Abbildungen. 1915. Preis M. 4.60

*Technik der mikroskopischen Untersuchung des Nervensystems
Von Prof. Dr. **W. Spielmeyer**
Vorstand des anatomischen Laboratoriums der psychiatrischen Klinik in München
Zweite, vermehrte Auflage. 1914. In Leinwand gebunden Preis M. 4.80

*Zur Klinik und Anatomie der Nervenschußverletzungen
Von Prof. Dr. **W. Spielmeyer**
Vorstand des anatomischen Laboratoriums der psychiatrischen Klinik, z. Zt. ordinier. Arzt der Nervenstation am Reservelazarett L in München
Mit 18 Textabbildungen und 3 mehrfarbigen Tafeln. 1915. Preis M. 3.60

Taschenbuch der praktischen Untersuchungsmethoden
der Körperflüssigkeiten bei Nerven- und Geisteskranken
Von Dr. **V. Kafka,** Hamburg-Friedrichsberg
Mit einem Geleitwort von Professor Dr. **W. Weygandt**
Mit 30 Textabbildungen. 1917. Preis gebunden M. 5.60

Über Epilepsie im Lichte der Kriegserfahrungen
Von Privatdozent Dr. **Alfred Hauptmann**
I. Assistent der Psychiatrischen Klinik Freiburg i. B.,
Stabsarzt und leitender Arzt einer Beobachtungsabteilung für Nervenkranke
1918. Preis M. 4.—

*Beiträge zur Psychologie u. Psychopathologie der Brandstifter
Von Dr. med. **Heinrich Többen**
Beauftragter Dozent für gerichtliche Psychiatrie an der Westfälischen Wilhelms-Universität in Münster i. W.
1917. Preis M. 4.80

Fachbücher für Ärzte. Band III:
Psychiatrie für Ärzte
Von Dr. **Hans W. Gruhle**
Privatdozent an der Universität Heidelberg
Mit 23 Textabbildungen. 1918. Preis gebunden M. 12.—

Fachbücher für Ärzte. Band I:
*Praktische Neurologie für Ärzte
Von Professor Dr. **M. Lewandowsky** in Berlin
Zweite Auflage. Mit 21 Textabbildungen. 1916. Preis gebunden M. 10.—

Lehrbuch der Psychiatrie
Von Dr. **E. Bleuler**
o. Professor der Psychiatrie an der Universität Zürich
Zweite, erweiterte Auflage. Mit 51 Textabbildungen.
Preis M. 18.—; gebunden M. 20.60

---

* Teuerungszuschlag für die vor dem 1. Juli 1917 erschienenen Bücher:
auf geheftete 20%, auf gebundene 30%.

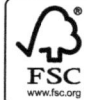

MIX
Papier aus verantwortungsvollen Quellen
Paper from responsible sources
FSC® C105338

If you have any concerns about our products,
you can contact us on
ProductSafety@springernature.com

In case Publisher is established outside the EU,
the EU authorized representative is:
**Springer Nature Customer Service Center GmbH
Europaplatz 3, 69115 Heidelberg, Germany**

Printed by Libri Plureos GmbH
in Hamburg, Germany